U0207025

「十三五」国家重点图书出版规划项目

中医古籍名家

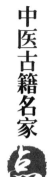点评丛书

总主编◎吴少祯

元·滑 寿◎著

烟建华◎点评

难经本义

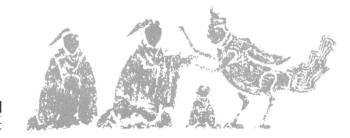

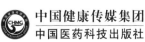中国健康传媒集团

中国医药科技出版社

图书在版编目（CIP）数据

难经本义 ／（元）滑寿著；烟建华点评 . —北京：中国医药科技出版社，2020.6（2024.11重印）

（中医古籍名家点评丛书）

ISBN 978 - 7 - 5214 - 1694 - 7

Ⅰ . ①难…　Ⅱ . ①滑…　②烟…　Ⅲ . ①《难经》－研究　Ⅳ . ①R221.9

中国版本图书馆 CIP 数据核字（2020）第 058502 号

美术编辑　陈君杞

版式设计　南博文化

出版　**中国健康传媒集团**｜中国医药科技出版社

地址　北京市海淀区文慧园北路甲 22 号

邮编　100082

电话　发行：010 - 62227427　邮购：010 - 62236938

网址　www.cmstp.com

规格　710×1000mm $^1/_{16}$

印张　9 $^3/_4$

字数　107 千字

版次　2020 年 6 月第 1 版

印次　2024 年 11 月第 3 次印刷

印刷　大厂回族自治县彩虹印刷有限公司

经销　全国各地新华书店

书号　ISBN 978 - 7 - 5214 - 1694 - 7

定价　**30.00 元**

获取新书信息、投稿、为图书纠错，请扫码联系我们。

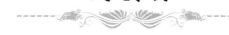

◎ | 出版者的话

　　中医药是中国优秀传统文化的重要组成部分之一。中医药古籍中蕴藏着历代名家的思维智慧与实践经验。温故而知新，熟读精研中医古籍是当代中医继承、创新的基石。新中国成立以来，中医界对古籍整理工作十分重视，因此在经典、重点中医古籍的校勘注释，常用、实用中医古籍的遴选、整理等方面，成果斐然。这些工作在帮助读者精选版本、校准文字、读懂原文方面发挥了良好的作用。

　　习总书记指示，要"切实把中医药这一祖先留给我们的宝贵财富继承好、发展好、利用好"，从而对弘扬中医药学、更进一步继承利用好中医药古籍提出了更高的要求。为此我们策划组织了《中医古籍名家点评丛书》，试图在前人整理工作的基础上，通过名家点评的方式，更进一步凸显中医古代要籍的学术精华，为现代中医药的发展提供借鉴。

　　本丛书遴选历代名医名著百余种，分批出版。所收医药书多为传世、实用，且在校勘整理方面已比较成熟的中医古籍。其中包括常用经典著作、历代各科名著，以及古今临证、案头常备的中医读物。本丛书致力于将现有相关的最新研究成果集于一体，使之具备版本精良、校勘细致、内容实用、点评精深的特点。

参与点评的学者，多为对所点评古籍研究有素的专家。他们学验俱丰，或精于临床，或文献功底深厚，均熟谙该古籍所涉学术领域的整体状况，又对其书内容精要揣摩日久，多有心得。本丛书的"点评"，并非单一的内容提要、词语注释、串讲阐发，而是抓住书中的主旨精论、蕴含深义、疑惑谬误之处，予以点拨评议，或考证比勘，溯源寻流。由于点评学者各有专擅，因此点评的形式风格也或有不同。但其共同之点是有益于读者掌握、鉴识所论医籍或名家的学术精华，领会临床运用关键点，解疑破惑，举一反三，启迪后人，不断创新。

　　我们对中医药古籍点评工作还在不断探索之中，本丛书可能会有诸多不足之处，亟盼中医各科专家及广大读者给予批评指正。

中国医药科技出版社

2017年8月

余序

　　作为毕生研读整理、编纂古今中医临床文献的一员，前不久，我有幸看到张同君编审和全国诸多相关教授专家们合作编撰《中医古籍名家点评丛书》的部分样稿。感到他们在总体设计、精选医籍、订正校注，特别是名家点评等方面卓有建树，并能将这些名著和近现代相关研究成果予以提示说明，使古籍的整理探索深研，呈现了崭新的面貌。我认为这部丛书不但能让读者系统、全面地传承优秀文化，而且有利于加强对丛书所选名著学验主旨的认识。

　　在我国优秀、靓丽的文化中，岐黄医学的软实力十分强劲。特别是名著中的学术经验，是体现"医道"最关键的文字表述。

　　《礼记·中庸》说："道也者，不可须臾离也。"清代徽州名儒程瑶田说："文存则道存，道存则教存。"这部丛书在很大程度上，使医道和医教获得较为集中的"文存"。丛书的多位编集者在精选名著的基础上，着重"点评"，让读者认识到中医药学是我国优秀传统文化中的瑰宝，有利于读者在系统、全面的传承中，予以创新、发展。

　　清代名医程芝田在《医约》中曾说："百艺之中，惟医最难。"特别是在一万多种古籍中选取精品，有一定难度。但清代造诣精深的名医尤在泾在《医学读书记》中告诫读者说："盖未有不师古而有济于今者，亦未有言之无文而能行之远者。"这套丛书的"师古济今"十分昭著。中国医药科技出版社重视此编的刊行，使读者如获宝璐，今将上述感言以为序。

中国中医科学院

余瀛鳌

2017年8月

目录 | Contents

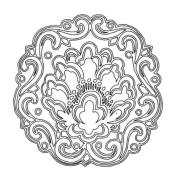

一、成书背景

《难经本义》2卷，由元代滑寿编撰，成书于至正二十一年（1361）。滑寿，字伯仁，晚年自号撄宁生，祖籍襄城（今河南襄城县），后迁仪真（今江苏仪征县），又迁余姚（今浙江余姚县）。生于元而卒于明，是跨元明两代、学验俱富的著名医学家。《明史·方技传》说他"幼警敏好学，能诗"。《四库全书·难经本义提要》也说"寿本儒者，能通解古书文义"。可知他早年受过严格的传统儒学教育，有严谨的治学态度和方法，功底深厚。从学于名医王居中、针灸家高洞阳，因感《难经》"词致简远，读者不能遽晓""辨之博矣，而缺误亦多"，历代医家虽多有注释，但繁简失宜、醇疵淆混、是非攻击，遂考《内经》以探其原，验于仲景、叔和以绎其绪，并参合流散注本十一家，注经探微，释难解惑，务求经典原旨，于是仿朱子《周易本义》而著成《难经本义》。书中不仅对书名、作者、成书，汇集诸说，作了考证，而且对全书经文阙误进行辨识，提出改正意见；经文随章注释，文字难明之处，又附图以明之。全书章节分明，注释繁简得宜，文字雅驯通达，文风严谨，考训有据，以致经旨晓畅，粲然可读，可推荐为《难经》研读第一注本，同时也保存了多种亡佚的《难经》注释文献。

二、主要学术成就

1. 对《难经》作者与成书的考订

滑氏对于《难经》作者、成书，专集诸家之说，并为之辨析论说，体现了儒者考据功夫。滑寿的结论是《难经》为秦越人所著，则其成书时代自然是战国。此说所据主要是《史记正义》注所引扁鹊语与《难经》契合。然该说依据杨玄操的推论，并无实证，而前人晋代王叔和《脉经》引《难经》语就不属秦越人，而扁鹊所言又为《难经》所无。故滑氏之说并非确论，但对后世影响很大。可喜者，滑氏所引邵菴虞之论颇有见地，惜未采纳。

2. 对《难经》经文的阙衍错简提出质疑与辨析

《难经》经文，向以阙疑而颇多争议。滑氏据先儒释经传统，批评擅自改削注家，并设"阙疑总类"，计19条，而在其后所涉章节，予以详细辨析。滑氏之述，未必尽是，然其梳理之全面、系统，前所未有；而其方法之严谨，亦值得称道，为《难经》的文献整理和学术研究作出了一定贡献。

3. 溯源求真，探求《难经》理论的原本涵义

滑氏《自序》说："夫天下之事，循其故则其道立，浚其源则其流长，本其义而不得其旨者，未之有也。"于是仿朱熹《周易本义》而作此书。在方法上，首先是遵从儒学注疏经典规矩，不以己意改削经文，以保证其古义真存，在此基础上，"考之《枢》《素》，以探其原"，广引《内经》经论以释难解惑，即或未予引证，亦以其理辨析，因而能溯源求本。此类内容，在全书俯拾皆是，并非个例，如脉象分析、经络流注、经脉气绝之候、荣卫脏腑知识等。盖《内》《难》学术，体系一致，唯《内经》论广议详而《难经》简约提要，这就为《内经》中医学理论体系的普及与巩固发挥了重要作用。至于《难经》别出《内经》而独具创见者，滑氏亦能以《内经》医道

解说之而推出新知、新术，如注独取寸口，系从《内经》十二经动脉之一太渊拓展、发挥而来；注肾间动气、元气、原气，是从先天本原为论，亦《内经》虽仅言及而却未予以拓展、深入者。且滑氏之注疏，善取各家所长，议论平正；体例详尽，文字难解之处还附图以明之，特别是其文字雅驯，明晓畅达，甚得历代医家学者喜爱，而推荐为《难经》研读者的教材。当然，由于滑氏认定《难经》为解释《内经》而作，必然限制他的思路，以致湮没《难经》的学术创新，成为本书的一大遗憾。

4. **解说与推广独取寸口脉诊法**

《难经》虽仍沿用《内经》三部九候之名，却弃全身遍诊而独取寸口，并解决了脉诊实际操作中的一系列问题。滑氏把握住了《难经》的这一重大创新，在注中准确地解说了独取寸口的脉诊原理、切脉部位与手法、脏腑分部与主病，且在寸口之上论阴阳脉法，辨诸生理、病理脉象与脉证相参、脉尺相参等脉诊方法，滑氏所著《诊家枢要》亦专就推广独取寸口法成书，为中医脉诊法的转变与成熟作出历史贡献。

5. **整理与发挥奇经理论，使《内》《难》奇经八脉在学术层次与临床应用均上升到新高度**

《内经》提出八脉之名，《难经》创立奇经概念、明确奇经病证纲领，滑氏则据《内》《难》经论，集吕广、杨玄操、王冰等注疏，整合升华，提出奇经八脉理论的系统构架，如引吕广"督脉为阳脉都纲"，杨玄操"任脉为妇人生养之本"，王冰"任督冲一源三歧"等，并在其专著《十四经发挥》中整理为八脉运行规律，从而使中医奇经理论系统化，也为其后李时珍《奇经八脉考》在学术上的突破奠定了基础。

6. **宣明《难经》元气、三焦、原穴的理论创新，有功于中医学术发展**

滑注明确指出，肾间动气即"人所得于天以生之气"，也就是原气、元气，产生于命门；解释三焦"元气别使"为导引原气潜行默运于全身，也就是输布元气；而原穴则是三焦输布原气之节点。滑注发微索稳，由此打通了《难经》关于人身先天元气产生、运行、发挥生理效应和验察、调节的逻辑思路，为中医元气和先天理论铺垫了学术基础。

三、学习要点

研读《难经本义》，第一要认真阅读本书序言、凡例、汇考等内容，了解作者写作宗旨、行文约定以及注疏背景、先贤论要；在阅读具体内容时，注意随文参阅"阙误总类"与"难经图"有关内容。第二，结合滑氏的《内经》引文，理解《内》《难》共通的中医基础理论，如有关脏腑、经络的有关知识，同时也要把握《难经》将其简约、概要之义。第三，重点在于通过滑氏融会诸家、己意折衷，辨论精核、考证详审（《四库全书》提要）的注解，参透经文"本义"，特别是对于《难经》创新的医学理论与临床方法，如三焦、奇经、原穴、独取寸口脉诊、针刺补泻等经文的解读，要重点研习。

烟建华
2019 年 2 月

张序

　　医之为道圣矣！自神农氏，凡草木金石可济夫夭死札瘥，悉列诸经，而八十一难自秦越人推本轩岐、鬼臾区之书，发难析疑，论辩精诣，鬼神无遁情，为万世法。其道与天地并立，功岂小补也哉！且夫人以七尺之躯，五脏百骸受病，六气之沴，乃系于三指点按之下，一呼一吸之间，无有形影，特切其洪、细、濡、伏若一发，苟或谬误，则脉生而药死之矣。而可轻以谈医，而可易以习医邪？寓鄞滑伯仁，故家许，许去东垣近，蚤为李氏之学，遂名于医。予雅闻之，未识也。今季秋来遗所撰《难经本义》，阅之使人起敬，有是哉！君之精意于医也，条释图陈，脉络尺寸，部候虚实，简而通，决而明，予虽未尝学，而思亦通半矣。呜呼！医之道，生道也。道行则生意充，宇宙泽流无穷，人以寿死，是则往圣之心也。世之学者，能各置一通于侧，而深求力讨之，不为良医也者几希。呜呼！越人我师也，伯仁不为我而刊诸梓与天下之人共之，是则伯仁之心也。故举其大指为序。

至正二十五季龙集甲辰十月既望翰林学士
承旨荣禄大夫知制诰兼修国史张翥序

刘序 ◉

　　粤自神农咀百药，而寒温辛酸甘苦品制之宜，君臣佐使之用，具诸本草，治药者于焉依据。由黄帝作《素问》《内经》，凡受病根源、俞府，皆切脉而知，故秦越人因之设为八十一难问答，究竟精微，尽医师之道焉。世之医者，率熟胗^①而察腑，而审证，而治药。若《难经》一书，诚大本领，苟不由《难经》而出，其亦庸医乎？余观注《本草》者，若今东阳朱彦修氏所著，已无余蕴，而解《难经》者，不知其几家。求诸精诣，十无一二。许昌滑君伯仁甫，挟岐黄之术，学仿于东垣李先生，精于胗而审于剂者也。愈疴起痼，活人居多。余坐足疾，人人治而弗痊，有言伯仁善治法，余致之，听其议论，皆自《难经》而来，迥异于世之言医者。岂异哉！究理义之精微，众人固弗识也。因出示所述《难经本义》二卷，发前人所未发之旨。首列诸图，后疏本义。盖其儒者，积学二十余年，凡医之书，无不参考，而折衷己意各条问答之下，於戏^②！其用心亦仁矣。得之者可以趋黄帝、岐

---

① 胗：同"诊"。

② 於戏（wū hū 乌乎）：同"呜呼"。

伯之庭，而问崆峒寿域也。虽然，吾闻之望而知其病者谓之神，闻而知者谓之圣，又问而知之谓之工，至于胗脉浅深、呼吸至数，而后能疗治者，得巧之道焉。神圣工讵得见矣？今所求者巧耳。于巧之中，又不可以言语文字传者，若扁之起虢、缓之视膏肓，于《难经》乎何有？然与否也，吾其审于伯仁甫云。

至正二十有一年重光赤奋若之岁腊月既望
奉直大夫温州路总管管内劝农兼防御事天台刘仁本叙

揭序

　　《素问》《灵枢》医之大经大法在焉，后世诸方书皆本于此。然其言简古渊涵，未易通晓，故秦越人发为《八十一难》所以推明其义也。然越人去古未远，其言亦深，一文一字，意周旨密，故为之注释者亦数十家，但各以臆见而卒无归一之论。或得此而失彼，或举前而遗后，非惟自误，又以误人。识者病焉。许昌滑君伯仁，笃实详敏，博极群书，工于医者三四十年，起废愈痼，不可胜纪。遂昼惟夕思旁推远索，作《难经本义》二卷，析其精微，探其隐赜，钩其玄要，疑者辨之，误者正之，诸家之善者取之。于是《难经》之书，辞达理明，条分缕解，而《素问》《灵枢》之奥，亦由是而得矣。夫人之生死，系于医，医之本原出于经，经之旨不明，其害可胜言哉！然则伯仁之功，岂小补者耶？

至正二十六年二月工部郎中揭汯序

自序 ◉

　　《难经本义》者，许昌滑寿本《难经》之义而为之说也。《难经》相传为渤海秦越人所著，而《史记》不载。隋唐《书》《经籍》《艺文志》，乃有《秦越人黄帝八十一难经》二卷之目。岂其时门人弟子私相授受，太史公偶不及见之耶？考之《史记正义》及诸家之说，则为越人书不诬矣。盖本《黄帝素问》《灵枢》之旨，设为问答，以释疑义。其间荣卫度数、尺寸部位、阴阳王相、脏腑内外、脉法病能与夫经络流注、针刺俞穴，莫不该备。约其辞，博其义，所以扩前圣而启后世，为生民虑者，至深切也。历代以来，注家相踵，无虑数十，然而或失之繁，或失之简，醇疵淆混，是非攻击。且其书经华佗煨烬之余，缺文错简，不能无遗憾焉。夫天下之事，循其故则其道立，浚其源则其流长，本其义而不得其旨者，未之有也。若上古《易》书本为卜筮设子，朱子托原象占作为《本义》，而四圣之心以明，《难经本义》窃取诸此也。是故考之《枢》《素》，以探其原，达之仲景、叔和，以绎其绪。凡诸说之善者，亦旁按而博致之，缺文断简，则委曲以求之，仍以先儒释经之变例而传疑焉。呜呼！时有先后，理无古今。得其义斯得其理，得其理则作者之心旷百世而不外矣。虽然，斯义也，不敢自谓其已至也，后之君子见其不逮，改而正之，不亦宜乎！

至正辛丑秋九月己酉朔自序①

---

① 自序：撰于1361年。

——《难经》正文，周仲立、李子埜辈擅加笔削，今并不从。

——纪齐卿于经中"盛"字多改作"甚"字，岂国讳或家讳有所避耶？盖昧于临文不讳之义也，今不从。

——经中错简衍文，辨见各篇之下，仍为缺误总类，以见其概。

——《八十一难经》，隋唐书《经籍》《艺文志》俱云二卷，后人或厘而为三，或分而为五，今仍为二卷，以复书志之旧。杨玄操复为十三类以统之，今亦不从，说见后《汇考》中。

——《本义》中引诸书者，具诸书之名。引诸家者，具诸家之名。其无所引具及愚按、愚谓者，则区区之臆见也。其设为或问亦同。

——《本义》引诸家之说，有以文义相须为先后者，有以论说高下为先后者。无是二者，则以说者之世次为先后云。

——《难经》八十一篇，盖越人取《内经》《灵枢》之言，设为问答。前此注家，皆不考所出，今并一一考之。其无可考者，于七难内发其例。

《本义》引用诸家姓名

张氏　机　字仲景　南阳人　东汉长沙太守　著《伤寒卒病论》

王氏　字叔和　西晋太仆令　著《脉经》

孙氏　思邈　唐京兆人　著《千金》等方

王氏　焘　唐人　著《外台秘要》

刘氏　温舒　宋人　著《气运论奥》

庞氏　安时　字安常　宋绍圣间蕲州蕲水人　著《补伤寒书》

刘氏　开　字立之　著《方脉举要》

李氏　杲　字明之　金明昌大定间东垣人　著《内外伤寒辨》等书

王氏　好古　字从之　东垣高弟　著《此事难知》

吕氏　广　吴太医令　《难经注解》

杨氏　玄操　吴歙县尉　《难经注释》

丁氏　德用　宋嘉祐间济阳人　《难经补注》

虞氏　庶　宋治平间陵阳人　《难经注》

周氏　与权　字仲立　宋临川人　《难经辨正释疑》

王氏　宗正　字诚叔　宋绍兴人将仕郎试将作监主簿　《难经注义》

纪氏　天锡　字齐卿　金大定间岱麓人　《难经注》

张氏　元素　金明昌大定间易水人　号洁古　《药注难经》

袁氏　坤厚　字淳甫　本朝古益人　成都医学官　《难经本旨》

谢氏　缙孙　字坚白　庐陵人　元统间医候郎辽阳路官医提举　《难经说》

陈氏　瑞孙　字廷芝　本朝庆元人　温州路医学正　与其子宅之同著《难经辨疑》

难经汇考

《史记·越人传》载赵简子、虢太子、齐桓侯三疾之治，而无著难经之说；《隋书·经籍志》《唐书·艺文志》俱有秦越人《黄帝八十一难经》二卷之目。又，唐诸王侍读张守节作《史记正义》，于《扁鹊仓公传》则全引《难经》文以释其义，传后全载四十二难与第一难、三十七难全文，由此则知古传以为秦越人所作者不诬也。详其设问之辞，称经言者出于《素问》《灵枢》二经之文，在《灵枢》者尤多。亦有二经无所见者，岂越人别有撮于古经，或自设为问答也耶？

邵蓭虞先生尝曰：《史记》不载越人著《难经》，而隋唐书《经籍》《艺文志》定著越人《难经》之目，作《史记正义》者直载《难经》数章。愚意以为，古人因经设难，或与门人弟子答问，偶得此八十一章耳，未必经之当难者，止此八十一条。难由经发，不特立言，且古人不求托名于书，故传之者唯专门名家而已。其后流传寝广，官府得以录而著其目，注家得以引而成文耳。

圭斋欧阳公曰：切脉于手之寸口，其法自秦越人始，盖为医者之祖也。《难经》，先秦古文，汉以来答客难等作皆出其后，又文字相质难之祖也。

杨玄操序谓：黄帝有《内经》二帙，其义幽颐，殆难究览，越人乃采摘二部经内精要，凡八十一章，伸演其道，名《八十一难经》，以其理趣深远，非卒易了故也。

纪天锡云：秦越人将《黄帝素问》疑难之义八十一篇，重而明之，故曰《八十一难经》。

宋治平间，京兆黎泰辰序虞庶《难经注》云：世传《黄帝八十一难经》，谓之难者，得非以人之五脏六腑隐于内，为邪所干，不可测知，唯以脉理究其仿佛邪？若脉有重十二菽者，又有如按车盖而若循鸡羽者，复考内外之证以参校之，不其难乎？按欧虞说，则"难"字当为去声，余皆奴丹切。

丁德用《补注》题云：《难经》历代传之一人，至魏华佗，乃烬其文于狱下。于晋宋之间，虽有仲景、叔和之书，然各示其文而滥觞其说。及吴太医令吕广重编此经，而尚文义差迭。按此则《难经》为烬余之文，其编次复重经吕广之手，固不能无缺失也。

谢氏谓：《难经》王宗正注义图解，大概以胗脉之法，心肺俱浮、肾肝俱沉、脾在中州为正而已。至于它注家所引寸关尺而分两手部位，及五脏六腑之脉并时分见于尺寸，皆以为王氏《脉经》之非。殊不知脉之所以为两手者，出于《素问·脉要精微论》，其文甚明。越人复推明之，于十难中言一脉变为十，以五脏六腑相配而言非始于叔和也。且三部之说有二：一则四难所谓心肺俱浮、肾肝俱沉、脾者中州，与第五难菽法轻重同，而三部之中又各自分上中下云。一则《脉要精微论》之五脏部位，即二难之分寸关尺、十难之一脉变为十者也。若止以心肺俱浮、肾肝俱沉、脾为中州一法言之，则亦不必分寸关尺。而十难所谓一脉十变者何从而推之？

蕲水庞安常有难经解数万言，惜乎无传。

诸家经解，冯氏、丁氏伤于凿，虞氏伤于巧，李氏、周氏伤于任，王、吕晦而舛，杨氏、纪氏大醇而小疵。唯近世谢氏说，殊有理致源委。及袁氏者，古益人，著《难经本旨》佳处甚多，然其因袭处未免踵前人之非，且失之冗尔。

洁古氏《药注》，疑其草稿，姑立章指义例，未及成书也。今所见者，往往言论于经不相涉，且无文理。洁古平日著述极醇正，此绝不相似，不知何自遂乃板行，反为先生之累。岂好事者为之，而托为先生之名邪？要之，后来东垣、海藏、罗谦甫辈，皆不及见，若见，必当与足成其说，不然亦回护之，不使轻易流传也。

《难经》八十一篇，辞若甚简，然而荣卫度数、尺寸位置、阴阳王相、脏腑内外、脉法、病能，与夫经络流注、针刺、俞穴，莫不该尽。昔人有以十三类统之者，于乎此经之义，大无不包，细无不举。十三类果足以尽之与？八十一篇果不出于十三类与？学者求之篇章之间，则其义自见矣。此书固有类例，但当如大学朱子分章，以见记者之意，则可不当以己之立类，统经之篇章也。今观一难至二十一难，皆言脉；二十二难至二十九难，论经络流注始终、长短度数、奇经之行及病之吉凶也。其问有云脉者，非谓尺寸之脉，乃经隧之脉也。三十难至四十三难，言荣卫、三焦、脏腑、肠胃之详；四十四、五难，言七冲门乃人身资生之用，八会为热病在内之气穴也。四十六、七难，言老幼寐寤以明气血之盛衰，言人面耐寒以见阴阳之走会；四十八难至六十一难，言诊候病能、脏腑积聚、泄利、伤寒、杂病之别，而继之以望闻问切医之能事毕矣。六十二难至八十一难，言脏腑荣俞、用针补泻之法，又全体之学所不可无者，此记者以类相从，始终之意备矣。

四十一难云：肝有两叶。四十二难云：肝左三叶、右四叶，凡七叶。言两叶者举其大，言七叶尽其详，左三右四亦自相阴阳之义。肝属木，木为少阳，故其数七；肺属金，金为少阴，故六叶、两耳，其数八；心色赤而中虚，离之象也；脾形象马蹄而居中，土之义也；肾有两枚，习坎之谓也。此五脏配合阴阳，皆天地自然之理，非人为所能为者。若马之无胆，兔之无脾，物固不得其全矣。周子云：木阳稚、金阴稚是也。

东坡先生《楞伽经·跋》云：如医之有《难经》，句句皆理，字字皆法。后世达者，神而明之，如槃走珠，如珠走槃，无不可者。若出新意而弃旧学，以为无用，非愚无知则狂而已。譬如偃俗医师，不由经论直授药方，以之疗病，非不或中，至于遇病辄应，悬断死生则与知经学古者不可同日语矣。世人徒见其有一至之功，或捷于古人，因谓《难经》不学而可，岂不误哉！

晦菴先生跋郭长阳医书云：予尝谓古人之于脉，其察之固非一道矣，然今世通行惟寸关尺之法为最要，且其说具于《难经》之首篇，则亦非下俚俗说也。故郭公此书备载其语，而并取丁德用密排三指之法以释之，夫《难经》则至矣。至于德用之法，则予窃意诊者之指有肥瘠，病者之臂有长短，以是相求，或未得为定论也。盖尝细考经之所以分寸尺者，皆自关而前却以距手鱼际、尺泽，是则所谓关者，必有一定之处，亦若鱼际、尺泽之可以外见而先识也。然今诸书皆无的然之论，惟《千金》以为寸口之处，其骨自高，而关、尺皆由是而却取焉，则其言之先后、位之进退，若与经文不合，独俗间所传《脉诀》五七言韵语者，词最鄙浅，非叔和本书明甚，乃能直指高骨为关，而分其前后，以为尺寸阴阳之位，似得《难经》本旨。然世之高医以其赝也，遂委弃而羞言之。予非精于道者，不能有以正也，姑附见其说于此，以俟明者而折中焉。

庐陵谢坚白曰：泰定四年丁卯，愚教授龙兴，建言宪司，请刻叔和《脉经》本书十卷。时儒学提举东阳柳公道传序其端曰：朱文公云：俗传《脉诀》辞最鄙浅，而取其直指高骨为关之说，为合于难经。虽文公亦似未知其正出《脉经》，正谓此跋也。然文公虽未见《脉经》，而其言与《脉经》吻合，《脉诀》虽非叔和书，其人亦必知读《脉经》者，但不当自立七表八里九道之目，遂与《脉经》所载二十四种脉之名义大有抵牾，故使后人疑焉。

项氏家说曰：凡经络之所出为井，所留为荥，所注为腧，所过为原，所行为经，所入为合。井象水之泉，荥象水之陂，腧象水之窦，即"窬"字也，经象水之流，合象水之归，皆取水之义也，下同。脏五而腑六，脏穴五而腑穴六，犹干五而支六，声五而律六，皆阴阳之数，自然之理。虽增手厥阴一脏，其实心之包络不异于心，即一脏而二经也。经之必为十二，犹十二支、十二辰、十二月、十二律，不可使为十一，亦自然之理也。寅卯为木、巳午为火、申酉为金、亥子为水，四行皆二支耳，而土行独当辰戌丑未四支，以成十二。肺肝脾肾四脏，皆二经，而心与包络共当四经，以成十二，此岂人之所能为哉？

汇考引用诸家姓名

苏氏　<small>东坡先生　蜀人</small>

朱子　<small>晦庵先生　新安人</small>

项氏　<small>平庵先生</small>

柳氏　<small>贯　字道传</small>

欧阳氏　<small>玄　字厚巧　庐陵人　谥文公</small>

虞氏　<small>集　字伯生　蜀人</small>

阙误总类

七难：三阴三阳次第，《脉经》与此不同。《脉经》于三阳则少阳、太阳、阳明，三阴则少阴、太阴、厥阴。

十二难：冯氏谓此篇合入用针补写之类，当在六十难之后，以类相从也。

十四难："反此者至于收病也"当作"至脉之病也"，"于收"二字误。

十六难：问三部九候以下共六件，而篇中并不答所问，似有缺误。

十七难：所问者三，所答者一，疑有缺漏。

十八难：第三节，谢氏谓当是十六难中答辞；第四节，或谓当是十七难中"或连年月不已"答辞。

二十难："重阳者狂，重阴者癫。脱阳者见鬼，脱阴者目盲。"当是五十九难结句之文，错简在此。

二十一难：谢氏曰：按本经所答，辞意不属，似有脱误。

二十三难：经云"明知终始"云云一节，谢氏谓合在下篇之前，不必然也，只参看。

二十八难："溢畜不能环流灌溉诸经者也"十二字，当在"十二经亦不能拘之"之下；"其受邪气，畜则肿热，砭射之也"十二字，谢氏直以为衍文，或云当在三十七难"关格不得尽其命而死矣"之下，因邪在六腑而言也。

二十九难："阳维为病苦寒热，阴维为病苦心痛"，诸本皆在"腰溶溶若坐水中"下，谢氏移置"溶溶不能自收持"下，文理顺从，必有所考而然，今从之。

三十一难："其府在气街"一句，疑错简或衍文。三焦自属诸府，与手心主配，各有治所，不应又有府也。

四十八难："诊之虚实"下"濡者为虚，牢者为实"八字，《脉经》无之，谢氏以为衍文，杨氏谓按之皮肉柔濡为虚，牢强者为实。然则有亦无害。

四十九难：第五节"虚为不欲食，实为欲食"二句，于上下文无所关，疑错简或衍。

六十难："其真心痛者""真"字下当有一"头"字。盖总结上两节也。

六十九难："当先补之然后写之"八字，疑衍。

七十四难：篇中文义似有缺误，今且依此解之，俟后之知者。

七十五难："金不得平木"，"不"字疑衍，详见本篇。

八十一难："是病"二字，非误即衍。

难经图

经脉始从中焦流注图

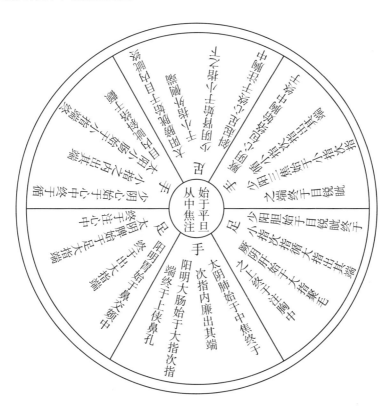

图中文字：

始于平旦从中焦注

- 手太阴肺始于中焦终于
- 手阳明大肠始于大指次指端终于上侠鼻孔
- 足阳明胃端终于足大指
- 足太阴脾注手心中
- 手少阴心终于手小指之内其端
- 手太阳小肠始手小指次指循大指出其端
- 足少阳胆始手目锐眦终手
- 足厥阴肝始于大指聚毛之上终于注手足太阴
- 手少阴心主终注手中指其端
- 手少阳三焦始于小指次指之端终手目锐眦
- 足太阳膀胱起于目内眦从头至足小指之端
- 足少阴肾起于足小指之下斜走足心

关格覆溢之图

尺
　尺以后之动也
　入尺为覆内关外格死
　过曰太过减曰不及病
　脉见一寸而沉平

关
　脉见九分而浮平
　过曰太过减曰不及病

寸
　上鱼为溢外关内格死
　过曰太过减曰不及病

脏腑阴阳寒热图

腑
数热

诸阳
为热

脏
迟寒

诸阴
为寒

色脉相胜相生图

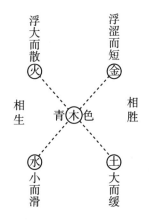

浮大而散
火

浮涩而短
金

相
生

青木色

相
胜

水
小而滑

土
大而缓

五行子母相生图

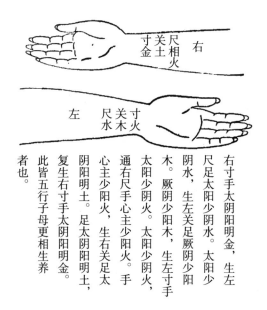

尺关寸
相土金
火

右

左

尺关寸
水木火

右寸手太阴阳明金，生左尺足太阳少阴水。太阳少阴水，生左关足厥阴少阳木。厥阴少阳木，生左寸手太阳少阴火。太阳少阴火，通右尺手心主少阳火。手心主少阳火，生右关足太阴阳明土。足太阴阳明土，复生右寸手太阴阳明金，此皆五行子母更相生养者也。

男女生于寅申图

虞氏曰：经言男子生于寅，女子生于申。谓其父母之年会合于巳上，男左行十月至寅而生，女右行十月至申而生也。故推命家言男一岁起丙寅，女一岁起壬申。《难经》不言起而言生，谓生下巳为一岁矣。壬丙二干水火也，水火为万物之父母；寅申二支金木也，为生物成实之终始。木胞在申，金胞在寅，二气自胞相配，故用寅申也。金生于巳，巳与申合，故女子取申，木生于亥，亥与寅合，故男子取寅。所以男年十岁顺行在亥，女年七岁逆行在亥。男子十六天癸至，左行至巳，巳者申之生气。女年十四天癸至，右行亦在巳，与男年同在本宫生气之位。阴阳相配，成夫妇之道，故有男女也。《上古天真论》曰：男子二八而天癸至，精气溢泻，阴阳和故能有子。女子二七天癸至，任脉通，太冲脉盛，故能有子。此之谓也。

嫁娶
受胎

申酉戌亥
午未
子丑
巳辰卯寅

荣卫清浊升降图

经云：地气上为云，天气下为雨。

离 天之浊降也

坎

雨出地气云出天气此之谓也

清者，体之上也，阳也，火也。离中之一阴降，故午后一阴生，即心之生血也，故曰清气为荣。天之清不降，天之浊能降，为六阴驱而使之下也。云清气者，总离之体而言之。

浊者，体之下也，阴也，水也。坎中之一阳升，故子后一阳生，即肾之生气也，故曰浊气为卫。地之浊不升，地之清能升，为六阳举而使之上也。浊气者，总坎之体而言之。

肝肺色象浮沉图

肝得水而沉

象青

木得水而浮

乙角也，释其微阳，其意乐金。

庚之柔，吸其微阴，行阴道多。

肺得水而浮

象白

金得水而沉

辛商也，释其微阴，其意乐火。

丙之柔，婚而就火，行阳道多。

五脏声色臭味液之图

	声	色	臭	味	液
肝	呼	青	臊	酸	泣
心	言	赤	焦	苦	汗
脾	歌	黄	香	甘	涎
肺	哭	白	腥	辛	涕
肾	呻	黑	腐	醎	唾

肺主声，肝主色，心主臭，脾主味，肾主液，是五脏各有所主也。然而一脏之中，又各有声色臭味液。五五二十有五，五行错综之道也。

五邪举心为例图

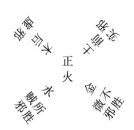

七传间脏之图

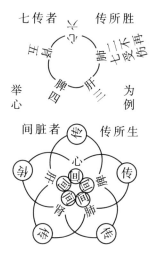

手足阴阳

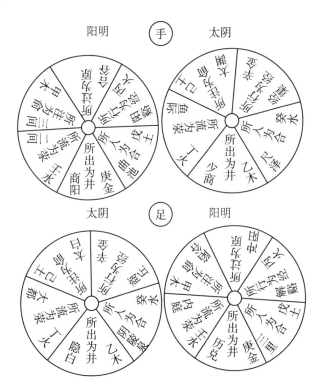

荥俞刚柔

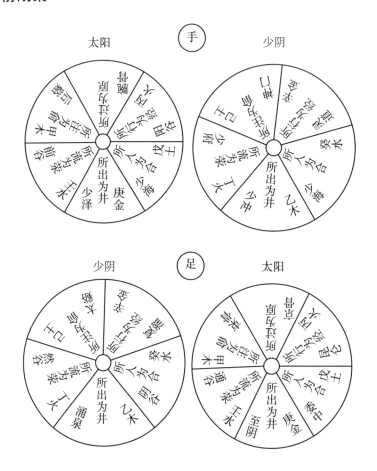

配遇之图

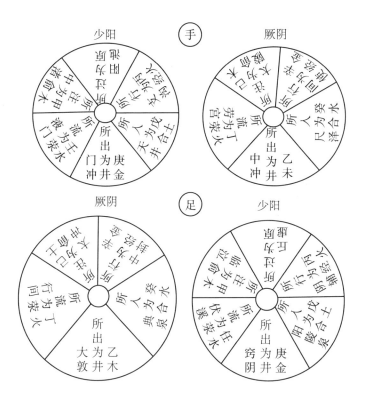

补水泻火之图

火者木之子，子能令母实，谓子有馀则不食于母。今泻南方者，夺子之气，使之食其母也。金者水之母，母能令子虚，谓母不足则不能荫其子。今补北方者，益子之气则不食至其母也，此与八十一难义正相发。其曰：不能治其虚，安问其馀？则隐然实实虚虚之意也。

书之有图，所以彰明其义，使人易晓也，可图则图之。先儒于诸经，每有图说，各附篇章之后。今是图悉著之编首，读者参考可也。

卷 上

许昌滑寿伯仁　著

吴郡薛己新甫校刊

一难曰：十二经皆有动脉，独取寸口以决五脏六腑死生吉凶之法，何谓也？

十二经，谓手足三阴三阳，合为十二经也。手经则太阴肺，阳明大肠，少阴心，太阳小肠，厥阴心包，少阳三焦也；足经则太阴脾，阳明胃，少阴肾，太阳膀胱，厥阴肝，少阳胆也。皆有动脉者，如手太阴脉动中府、云门、天府、侠白，手阳明脉动合谷、阳溪，手少阴脉动极泉，手太阳脉动天窗，手厥阴脉动劳宫，手少阳脉动禾窌，足太阴脉动箕门、冲门，足阳明脉动冲阳、大迎、人迎、气冲，足少阴脉动太溪、阴谷，足太阳脉动委中，足厥阴脉动太冲、五里、阴廉，足少阳脉动下关、听会之类也。谓之经者，以荣卫之流行经常不息者而言；谓之脉者，以血理之分表行里者而言也。故经者径也，脉者陌也。越人之意，盖谓凡此十二经，经皆有动脉，如上文所云者。今置不取，乃独取寸口以决脏腑死生吉凶。^① 何耶？

然：寸口者，脉之大会，手太阴之脉动也。

然者，答辞。诸篇仿此。此一篇之大指，下文乃详言之。寸口，谓气口也。居手太阴鱼际却行一寸之分。气口之下，曰关、曰尺云者，皆手太阴所历之处，而手太阴又为百脉流注朝会之始也。《五脏别论》帝曰：气口何以独为五脏主？岐伯曰：胃者，水谷之海，六腑之大源也。五味入口，藏于胃以养五脏气，而变见于气口也。《灵枢》第一篇云：脉会太渊。《玉版论》云：行奇恒之法，自太阴始。注谓先以气口太阴之脉，定四时之正气，然后度量奇恒之气也。《经脉别论》云：肺朝百脉。又云：气口成寸，以决死生。合数论而观之，信知寸口当手太阴之部，而为脉之大会明矣。此越人立问之意，所以独取夫寸口，而后世宗之，为不易之法。^② 著之篇首，乃开卷第一义也，学者详之。

人一呼，脉行三寸。一吸，脉行三寸。呼吸定息，脉行六寸。人一日一夜凡一万三千五百息，脉行五十度周于身，漏水下百刻，荣卫行阳二十五度，行阴亦二十五度，为一周也。故五十度复会于手太阴。寸口者，五脏六腑之所终始，故法取于寸口也。

承上文，言人谓平人不病而息数匀者也。呼者，气之出阳也；吸

---

① 一语中的。
② 此语为中医脉诊大法立则。

者，气之入阴也。《内经·平人气象论》云：人一呼脉再动，一吸脉再动，呼吸定息脉五动，闰以太息，命曰平人。故平人一呼脉行三寸，一吸脉行三寸，呼吸定息脉行六寸。以呼吸之数言之，一日一夜凡一万三千五百息。以脉行之数言之，则五十度周于身。而荣卫之行于阳者二十五度，行于阴者亦二十五度，出入阴阳，参交互注，无少间断，五十度毕，适当漏下百刻，为一晬时，又明日之平旦矣，乃复会于手太阴。此寸口所以为五脏六腑之所终始，而法有取于是焉。盖以荣卫始于中焦，注手太阴、阳明，阳明注足阳明、太阴，太阴注手少阴、太阳，太阳注足太阳、少阴，少阴注手心主、少阳，少阳注足少阳、厥阴，计呼吸二百七十息，脉行一十六丈二尺，漏下二刻，为一周身，于是复还注手太阴。积而盈之，人一呼一吸为一息，每刻一百三十五息，每时八刻计一千八十息，十二时九十六刻，计一万二千九百六十息，刻之余分得五百四十息，合一万三千五百息也。一息脉行六寸，每二刻二百七十息，脉行一十六丈二尺。每时八刻，脉行六十四丈八尺，荣卫四周于身。十二时计九十六刻，脉行七百七十七丈六尺，为四十八周身。刻之余分，行二周身，得三十二丈四尺，揔之为五十度周身，脉得八百一十丈也。此呼吸之息、脉行之数、周身之度，合昼夜百刻之详也。行阳行阴，谓行昼行夜也

【点评】本书开宗明义第一篇，阐明独取寸口诊脉原理。之前诸注，或混《内》《难》全身遍诊脉与独取寸口为一，或漫论营卫运行与独取寸口关系而使读者难得其要。滑注则紧扣《难经》本义，叙理简明切要，明晰晓畅。盖"十二经，经皆有动脉""今置不取，乃独取寸口"，是因为"寸口当手太阴之部，而为脉之大会"，为明于此，滑氏遍引《内经》诸篇以证之。并详为计算呼吸

脉行度数与昼夜时运刻度而周行五脏，以此认定诊寸口知五脏。滑氏以深厚的儒学论证功力和格物之法，为《难经》独取寸口的脉诊原理作注，有普及和推动中医脉诊方法之功。

二难曰：脉有尺寸，何谓也？

然：尺寸者，脉之大要会也。

尺，《说文》云：尺，度名，十寸也。人手部十分动脉为寸口。十寸为尺，规矩事也。古者寸尺，只寻常仞，诸度量皆以人之体为法，故从尸、从乀，象布指之状。乑，十分也，人手却一寸动脉，谓之寸口，从乑、从一。

按如《说文》所纪，尤可见人体中脉之尺寸也。尺，阴分；寸，阳分也。人之一身，经络荣卫、五脏六腑，莫不由于阴阳，而或过与不及，于尺寸见焉。故为脉之大要会也。一难言寸口为脉之大会，以肺朝百脉而言也；此言尺寸为脉之大要会，以阴阳对待而言也。大抵手太阴之脉，由中焦出行，一路直至两手大指之端，其鱼际却行一寸九分，通谓之寸口。于一寸九分之中，曰尺、曰寸，而关在其中矣。

从关至尺，是尺内，阴之所治也；从关至鱼际，是寸口内，阳之所治也。

关者，掌后高骨之分，寸后尺前两境之间，阴阳之界限也。[①] 从关至尺泽谓之尺，尺之内，阴所治也。从关至鱼际，是寸口，寸口之内，阳所治也。故孙思邈云：从肘腕中横文至掌鱼际后文，却而十分

---

① 本难之关键，可称点睛之笔。

之，而入取九分，是为尺。此九分者，自肘腕入至鱼际为一尺，十分之为十寸，取第九分之一寸中为脉之尺位。从鱼际后文却还度取十分之一，则是寸。此寸字非寸关尺之寸，乃从肘腕横文至鱼际却而取十分中之一，是一寸也。以此一寸之中取九分，为脉之寸口。故下文云：寸十分之而入取九分之中，则寸口也。

故分寸为尺，分尺为寸。

寸为阳，尺为阴，阳上而阴下，寸之下尺也，尺之上寸也，关居其中，以为限也。分寸为尺，分尺为寸，此之谓欤？分，犹别也。

故阴得尺内一寸，阳得寸内九分。

老阴之数终于十，故阴得尺内之一寸。此尺字，指鱼际至尺泽，通计十寸者而言。老阳之数极于九，故阳得寸内之九分。此寸字，指人手却寸而言。

尺寸终始一寸九分，故曰尺寸也。

寸为尺之始，尺者寸之终。云尺寸者，以终始对待而言，其实贮寸得九分，尺得一寸，皆阴阳之盈数也。庞安常云：越人取手太阴之行度鱼际后一寸九分，以配阴阳之数，盖谓此也。

【点评】滑氏引《说文解字》从文义考证寸口，尤见儒门注经功夫。更可贵的是，指出关只是分别尺寸之界限，并没有实际占位长度，更是把握要领，点中本难关键；同时也指出"此言尺寸为脉之大要会，以阴阳对待而言"，阐扬了《难经》阴阳脉法。阴阳脉法是《伤寒杂病论》脉法基础之一，也是之后三难辨脉之太过不及、关格覆溢，二十难脉之阴阳伏匿的基础。

三难曰：脉有太过，有不及，有阴阳相乘，有覆有溢，有关有格，何谓也？有图

太过不及，病脉也。关格覆溢，死脉也。关格之说，《素问·六节脏象论》及《灵枢》第九篇、第四十九篇，皆主气口、人迎，以阳经取决于人迎、阴经取决于气口也。今越人乃以关前关后言者，以寸为阳而尺为阴也。

然：关之前者，阳之动也，脉当见九分而浮。过者，法曰太过；减者，法曰不及。

关前为阳，寸脉所动之位，脉见九分而浮。九，阳数，寸之位；浮，阳脉，是其常也。过谓过于本位，过于常脉；不及谓不及本位，不及常脉，是皆病脉也。

遂上鱼为溢，为外关内格。此阴乘之脉也。

遂者，遂也，径行而直前也。谢氏谓：遂者，直上直下，殊无回旋之生意，有旨哉！《经》曰：阴气太盛，则阳气不得相营也，以阳气不得营于阴，阴遂上出而溢于鱼际之分，为外关内格也。外关内格，谓阳外闭而不下，阴从而内出以格拒之，此阴乘阳位之脉也。

关以后者，阴之动也，脉当见一寸而沉。过者，法曰太过；减者，法曰不及。

关后为阴，尺脉所动之位，脉见一寸而沉。一寸，阴数尺之位；沉，阴脉，是其常也。过谓过于本位，过于常脉；不及谓不及本位，不及常脉，皆病脉也。

遂入尺为覆，为内关外格。此阳乘之脉也。

《经》曰：阳气太盛，则阴气不得相营也，以阴不得营于阳，阳遂下陷而覆于尺之分，为内关外格也。内关外格，谓阴内闭而不上，阳从而外入以格拒之，此阳乘阴位之脉也。

故曰覆溢。

覆，如物之覆，由上而倾于下也。溢，如水之溢，由内而出乎外也。

是其真脏之脉，人不病而死也。

覆溢之脉，乃孤阴独阳上下相离之诊，故曰真脏之脉，谓无胃气以和之也。凡人得此脉，虽不病犹死也。①

此篇言阴阳之太过不及，虽为病脉，犹未至危殆，若遂上鱼入尺，而为覆溢，则死脉也。此"遂"字最为切紧，盖承上起下之要言，不然则太过不及、阴阳相乘、关格覆溢，浑为一意，漫无轻重矣。或问，此篇之阴阳相乘，与二十篇之说同异？曰：此篇乃阴阳相乘之极，而为覆溢，二十篇则阴阳更相乘而伏匿也。"更"之一字，与此篇"遂"字大有径庭。更者，更互之更；遂者，直遂之遂。而覆溢与

---

① 说得明白。

伏匿，又不能无辨。盖覆溢为死脉，伏匿为病脉，故不可同日语也。

此书首三篇，乃越人开卷第一义也。一难言寸口，统阴阳关尺而言；二难言尺寸，以阴阳始终对待而言，关亦在其中矣；三难言覆溢，以阴阳关格而言，尤见关为津要之所。合而观之，三部之义备矣。一二难言阴阳之常，三难言阴阳之变。

【点评】本难之注，滑氏承上一章尺寸阴阳之义而进一步分而析之，由脉位、脉象之常至变、至病，再到阴阳之极而见死脉，注释精练清晰，特别是对覆溢脉的本质，交代得十分准确。惜其对覆溢脉象未能探讨，至今《难经》这一独有脉象仍昧于临床，实为憾事。依张寿颐之说，溢脉当尺部无脉，覆脉则寸部无脉，可参。联系临床，太过之脉，阳盛寸实、阴盛尺实，溢覆为太过之极，其脉当寸盛甚而上鱼而尺无脉属溢、尺盛极入尺之同时而寸无脉属覆。

四难曰：脉有阴阳之法，何谓也？

然：呼出心与肺，吸入肾与肝，呼吸之间脾受谷味也，其脉在中。

呼出为阳、吸入为阴，心肺为阳、肾肝为阴，各以部位之高下而应之也。一呼再动，心肺主之；一吸再动，肾肝主之；呼吸定息脉五动，闰以太息，脾之候也，故曰呼吸之间脾受谷味也，其脉在中。在中者，在阴阳呼吸之中。何则？以脾受谷味，灌溉诸脏，诸脏皆受气于脾土，主中宫之义也。①

---

① 此注甚明。

浮者阳也，沉者阴也，故曰阴阳也。

浮为阳，沉为阴，此承上文而起下文之义。

心肺俱浮，何以别之？

然：浮而大散者，心也；浮而短涩者，肺也。

肾肝俱沉，何以别之？

然：牢而长者，肝也；按之濡，举指来实者，肾也。脾者中州，故其脉在中。是阴阳之法也。

心肺俱浮而有别也：心为阳中之阳，故其脉浮而大散；肺为阳中之阴，其脉浮而短涩。肝肾俱沉而有别也：肝为阴中之阳，其脉牢而长；肾为阴中之阴，其脉按之濡，举指来实。古益袁氏谓：肾属水脉，按之濡举指来实，外柔内刚，水之象也。脾说见前。

脉有一阴一阳，一阴二阳，一阴三阳；有一阳一阴，一阳二阴，一阳三阴。如此之言，寸口有六脉俱动邪？然：此言者，非有六脉俱动也，谓浮沉、长短、滑涩也。浮者、阳也，滑者、阳也，长者、阳也；沉者、阴也，短者、阴也，涩者、阴也。所谓一阴一阳者，谓脉来沉而滑也；一阴二阳者，谓脉来沉滑而长也；一阴三阳者，谓脉来浮滑而长，时一沉也。所言一阳一阴者，谓脉来浮而涩也；一阳二阴者，谓脉来长而沉涩也；一阳三阴者，谓脉来沉涩而短时一浮也。各以其经所在，名病逆顺也。

又设问答，以明阴阳脉见于三部者，不单至也。惟其不单至，故有此六脉相兼而见。浮者轻手得之，长者通度本位，滑者往来流利，皆阳脉也；沉者重手得之，短者不及本位，涩者往来凝滞，皆阴脉也。惟其相兼，故有一阴一阳，又一阳一阴，如是之不一也。夫脉之所至，病之所在也，以脉与病及经络脏腑参之，某为宜、某为不宜，四时相应、不相应，以名病之逆顺也。

【点评】本难在尺寸阴阳之后，又讲浮沉阴阳，一纵一横，正是《难经》阴阳脉法的完整模式。历代注家对于本难的注释，或论呼吸与五脏关系，或论呼吸与脉搏出入关系，总觉有"隔靴搔痒"之感，拢不到脉象与五脏关系上来。滑注虽讲到呼主于心肺、吸主于肝肾，但在浮取心肺、沉取肝肾关键机理上，仍未突破。倒是对"脾脉在中"，援引《内经》脉中胃气之理，说得清楚。

五难曰：脉有轻重，何谓也？

然：初持脉，如三菽之重，与皮毛相得者，肺部也；如六菽之重，与血脉相得者，心部也；如九菽之重，与肌肉相得者，脾部也；如十二菽之重，与筋平者，肝部也；按之至骨，举指来疾者，肾部也。故曰轻重也。

肺最居上，主候皮毛，故其脉如三菽之重。心在肺下，主血脉，故其脉如六菽之重。脾在心下，主肌肉，故其脉如九菽之重。肝在脾下，主筋，故其脉如十二菽之重。肾在肝下，主骨，故其脉按之至骨，举指来实。肾不言菽，以类推之，当如十五菽之重。今按此法，以轻重言之，即浮中沉之意也。然于《枢》《素》无所见，将古脉法而有所授受邪？抑越人自得之见邪？庐陵谢氏曰：此寸关尺所主脏腑，各有分位，而一部之中，脉又自有轻重，因举陵阳虞氏说云：假令左手寸口如三菽之重得之，乃知肺气之至，如六菽之重得之，知本经之至，余以类求之。夫如是乃知五脏之气更相溉灌，六脉因兹亦有准绳，可以定吉凶言疾病矣，关尺皆然，如十难中十变脉例而消息之也。[1]

【点评】滑氏云："此法，以轻重言之，即浮中沉之意"，是将《难经》持脉轻重之法汇通整合，其实还可把四难浮取心肺、沉取肝肾并收入此法中，以见本难获取人体横向信息之模式。盖诊脉之法既有寸关尺三部取上中下纵向生理、病理信息，则浮取、沉取，浮中沉及本难菽豆之法便是取内外横向生理、病理信息，如此纵横交贯，生理、病理情势便揽之无余。而今中医诊法教科书只讲举按寻以辨脉象，轻重之法的五脏所部之义久已弃置，颇感遗憾。

六难曰： 脉有阴盛阳虚，阳盛阴虚，何谓也？

然：浮之损小，沉之实大，故曰阴盛阳虚。沉之损小，浮之实大，故曰阳盛阴虚。是阴阳虚实之意也。

浮沉，以下指轻重言；盛虚，以阴阳盈亏言。轻手取之而见减小，重手取之而见实大，知其为阴盛阳虚也；重手取之而见损小，轻

---

① 此段议论，引人入胜。

手取之而见实大，知其为阳盛阴虚也。大抵轻手取之阳之分，重手取之阴之分，不拘何部，率以是推之。

【点评】滑氏承四难、五难之义而言此阴阳指浮取、沉取之阳分、阴分，亦即表里，在逻辑和应用上顺畅无碍，当是定论。

七难曰：经言少阳之至，乍大乍小，乍短乍长；阳明之至，浮大而短；太阳之至，洪大而长；太阴之至，紧大而长；少阴之至，紧细而微；厥阴之至，沉短而敦。此六者是平脉邪？将病脉耶？

然：皆王脉也。

六者之王说见下文。

其气以何月，各王几日？

然：冬至之后得甲子，少阳王；复得甲子，阳明王；复得甲子，太阳王；复得甲子，太阴王；复得甲子，少阴王；复得甲子，厥阴王，王各六十日，六六三百六十日，以成一岁。此三阳三阴之旺时日大要也。

上文言三阳三阴之王脉，此言三阳三阴之王时，当其时则见其脉也。历家之说，以上古十一月甲子合朔冬至为历元，盖取夫气朔之分齐也。然天度之运，与日月之行，迟速不一，岁各有差，越人所谓冬至之后得甲子，亦以此欤？是故气朔之不齐，节候之早晚，不能常也。故丁氏注谓：冬至之后得甲子，或在小寒之初，或在大寒之后，少阳之至始于此，余经各以次继之。纪氏亦谓：自冬至之日一阳始生，于冬至之后得甲子，少阳脉王也。若原其本始，以十一月甲子合朔冬至常例推之，则少阳之王，便当从此日始，至正月中，余经各以次继之。少阳之至，阳气尚微，故其脉乍大乍小、乍短乍长；阳明之至，犹有阴也，故其脉浮大而短；太阳之至，阳盛而极也，故其脉洪大而长；阳盛极则变而之阴矣，故夏至后为三阴用事之始。而太阴之至，阴气上微，故其脉紧大而长；少阴之至，阴渐盛也，故其脉紧细而微；厥阴之至，阴盛而极也，故其脉沉短以敦。阴盛极则变而之阳，仍三阳用事之元始也。此则三阳三阴之王脉，所以周六甲而循四时，率皆从微以至乎著，自渐而趋于极，各有其序也。袁氏曰：春温而夏暑，秋凉而冬寒，故人六经之脉亦随四时阴阳消长，迭运而至也。刘温舒曰：《至真要论》云：厥阴之至，其脉弦；少阴之至，其脉钩；太阴之至，其脉沉；少阳之至，大而浮；阳明之至，短而涩；太阳之至，大而长，亦随天地之气卷舒也。如春弦、夏洪、秋毛、冬石之类，则五运六气、四时亦皆应之而见于脉尔。若《平人气象论》太阳脉至洪大而长，少阳脉至乍数乍疏、乍短乍长，阳明脉至浮大而短。《难经》引之以论三阴三阳之脉者，以阴阳始生之浅深而言之也。

篇首称"经言"二字，考之《枢》《素》无所见，《平人气象论》虽略有其说而不详。岂越人之时，别有所谓上古文字耶？将《内经》有之，而后世脱简耶？是不可知也。后凡言"经言"而无所考者义皆仿此。①

【点评】滑注本难述三阴三阳之王时与王脉，有自己的历法标准和时脉规律，其机理是从"阴阳始生之浅深而言"，其历法根据是以"十一月甲子合朔冬至为历元"，其脉象与《素问·平人气

① 如此态度还算公正。其实这涉及一个《难经》成书的根本问题——《难经》是解释《内经》，还是与《内经》参差述经解经？值得讨论。

象论》近是。此乃天人合一之正理。

关于"经言"，滑氏有两说，一是《难经》别有文献所本，二是《内经》有之，后世脱简。后者与滑氏《内》《难》关系之论合，前者则说明《难经》别有师承，并非专为《内经》释难解惑而作。

八难曰：寸口脉平而死者何谓也？

然：诸十二经脉者，皆系于生气之原。所谓生气之原者，谓十二经之根本也，谓肾间动气也。此五脏六腑之本，十二经脉之根，呼吸之门，三焦之原，一名守邪之神。故气者，人之根本也，根绝则茎叶枯矣。寸口脉平而死者，生气独绝于内也。

肾间动气，人所得于天以生之气也。肾为子水，位乎坎，北方卦也，乃天一之数，而火木金土之先也，所以为生气之原，诸经之根本，又为守邪之神也。原气胜则邪不能侵，原气绝则死，如木根绝而茎叶枯矣。故寸口脉平而死者，以生气独绝于内也。①

此篇与第一难之说，义若相悖，然各有所指也。一难以寸口决死生者，谓寸口为脉之大会，而谷气之变见也；此篇以原气言也，人之原气盛则生，原气绝则寸口脉虽平犹死也。原气言其体，谷气言其用也。②

【点评】滑注本难，虽然着墨不多，但已明确指出肾间动气即

---

① 滑注本难，未展开"先天原气"之论。
② 辨一难与本难决死生之原委、内涵不同。

先天原气，并联系十四难元气根本之说，为《难经》元气先天论定调。

九难曰：何以别知脏腑之病耶？

然：数者，腑也；迟者，脏也。数则为热，迟则为寒，诸阳为热，诸阴为寒，故以别知脏腑之病也。有图

凡人之脉，一呼一吸为一息。一息之间脉四至，闰以太息，脉五至，命曰平人。平人者，不病之脉也。其有增减，则为病焉。故一息三至曰迟，不足之脉也；一息六至曰数，大过之脉也。脏为阴，腑为阳。脉数者属腑，为阳为热；脉迟者属脏，为阴为寒。不特是也，诸阳脉皆为热，诸阴脉皆为寒。脏腑之病，由是别之。

【点评】滑注将数-热-阳-腑、迟-寒-阴-脏分别排列，运用阴阳类比之法进行解释，是中医学理论赖以论证的基本方法。这与五十一难病人喜恶、五十二难积聚动静等的诊断依据的思维逻辑是一致的。

十难曰：一脉为十变者，何谓也？

然：五邪刚柔相逢之意也。假令心脉急甚者，肝邪干心也；心脉微急者，胆邪干小肠也。心脉大甚者，心邪自干心也；心脉微大者，小肠邪自干小肠也。心脉缓甚者，脾邪干心也。心脉微缓者，胃邪干小肠也。心脉涩甚者，肺邪干心也；心脉微涩者，大肠邪干小肠也。心脉沉甚者，肾邪干心也；心脉微沉者，膀胱邪干小肠

也。五脏各有刚柔邪，故令一脉辄变为十也。

五邪者，谓五脏五腑之气，失其正而为邪者也。刚柔者，阳为刚，阴为柔也。刚柔相逢，谓藏逢脏、府逢腑也。五脏、五腑各有五邪，以脉之来甚者属脏，微者属腑，特以心脏发其例，余可类推，故云一脉辄变为十也。

【点评】滑注三要点：一是邪正，失正为邪，就是功能失常；二是刚柔，即阴柔为脏、阳刚为腑；三是缓甚，脉势甚属脏病，而脉势缓则属腑病。注释简明扼要，抓住要领，施以点睛之笔。

十一难曰：经言脉不满五十动而一止，一脏无气者，何脏也？

然：人吸者随阴入，呼者因阳出。今吸不能至肾，至肝而还，故知一脏无气者，肾气先尽也。

《灵枢》第五篇曰：人一日一夜五十营，以营五脏之精，不应数者名曰狂生。所谓五十营者，五脏皆受气。持其脉口，数其至也，五十动不一代者，五脏皆受气；四十动一代者，一脏无气；三十动一代者，二脏无气；二十动一代者，三脏无气；十动一代者，四脏无气；不满十动一代者，五脏无气，予之短期。按五脏肾最在下，吸气是远，若五十动不满而一止者，知肾无所资，气当先尽。尽，犹衰竭也。衰竭则不能随诸脏气而上矣。

【点评】滑注顺文解释，原无不可，但为何一脏无气，肾病为轻，滑氏并未深究，则疑惑又生而费解。盖肾命虽名先天之本，实为生命之基，而心肺则行生命主宰之权，号"父母"，此则上下之义也。且肾先失营，仅一脏无气，较之三脏、四脏无气，自然衰势缓、病情轻。

十二难曰：经言五脏脉已绝于内，用针者反实其外；五脏脉已绝于外，用针者反实其内。内外之绝，何以别之？

然：五脏脉已绝于内者，肾肝气已绝于内也，而医反补其心肺；五脏脉已绝于外者，其心肺脉已绝于外也，而医反补其肾肝。阳绝补阴，阴绝补阳，是谓实实虚虚、损不足益有余，如此死者，医杀之耳！

《灵枢》第一篇曰：凡将用针，必先诊脉，视气之剧易，乃可以治也。又，第三篇曰：所谓五脏之气已绝于内者，脉口气内绝不至，反取其外之病处，与阳经之合，有留针以致阳气，阳气至则内重竭，重竭则死矣。其死也，无气以动，故静。所谓五脏之气已绝于外者，脉口气外绝不至，反取其四末之输，有留针以致其阴气，阴气至则阳气反入，入则逆，逆则死矣。其死也，阴气有余故躁。此《灵枢》以脉口内外言阴阳也。越人以心肺肾肝内外别阴阳，其理亦由是也。

纪氏谓此篇言针法，冯氏玠谓此篇合入用针补泻之类，当在六十难之后，以例相从也。

【点评】各注家对本难的解释，颇有争议。有的注家以尺寸合内外阴阳，以应心肺、肝肾；滑氏则引证《灵枢》，认为是讨论诊脉识证、指导用针的，其以脉口内外分阴阳，与四难、五难、六难以浮沉合内外阴阳、应心肺肝肾相比，更近本经之理，或可解释五十八难伤寒汗下治疗原则。然其内外指"其外之病处""四末之输"，含义不清，临床难以应用，有待进一步研究。

十三难曰：经言见其色而不得其脉，反得相胜之脉者即死，得相生之脉者病即自已。色之与脉当参相应，为之奈何？

《灵枢》第四篇曰：见其色知其病，命曰明；按其脉知其病，命曰神；问其病知其处，命曰工。色脉形肉不得相失也。色青者，其脉弦；赤者，其脉钩；黄者，其脉代；白者，其脉毛；黑者；其脉石。见其色而不得其脉，谓色脉之不相得也。色脉既不相得，看得何脉，得相胜之脉即死，得相生之脉病即自已。已，愈也。参，合也。

然：五脏有五色，皆见于面，亦当与寸口、尺内相应。假令色青，其脉当弦而急；色赤，其脉浮大而散；色黄，其脉中缓而大；色白，其脉浮涩而短；色黑，其脉沉濡而滑。此所谓五色之与脉，当参相应也。

色脉当参相应，夫如是则见其色得其脉矣。

脉数，尺之皮肤亦数；脉急，尺之皮肤亦急；脉缓，尺之皮肤亦缓；脉涩，尺之皮肤亦涩；脉滑，尺之皮肤亦滑。

《灵枢》第四篇黄帝曰：色脉已定，别之奈何？岐伯曰：调其脉之缓急、大小、滑涩，肉之坚脆，而病变定矣。黄帝曰：调之奈何？

岐伯答曰：脉急，尺之皮肤亦急；脉缓，尺之皮肤亦缓；脉小，尺之皮肤亦减而少气；脉大，尺之皮肤亦贲而起；脉滑，尺之皮肤亦滑；脉涩，尺之皮肤亦涩。凡此变者，有微有甚，故善调尺者，不待于寸；善调脉者，不待于色。能参合而行之者，可以为上工，上工十全九；行二者为中工，中工十全八；行一者为下工，下工十全六。

此通上文，所谓色脉形肉不相失也。

五脏各有声、色、臭、味，当与寸口、尺内相应。其不应者，病也。假令色青，其脉浮涩而短，若大而缓为相胜；浮大而散，若小而滑，为相生也。

若之为言，或也。举色青为例，以明相胜相生也。青者肝之色，浮涩而短肺脉也，为金克木；大而缓脾脉也，为木克土，此相胜也。浮大而散，心脉也，为木生火；小而滑肾脉也，为水生木，此相生也。此所谓得相胜之脉即死，得相生之脉病即自已也。

经言知一为下工，知二为中工，知三为上工。上工者十全九，中工者十全八，下工者十全六，此之谓也。

说见前。三，谓色、脉、皮肤三者也。

此篇问答，凡五节。第一节为问辞，第二、第三节言色脉形肉不得相失，第四节言五脏各有声色臭味，当与寸尺相应。然假令以下，但言色脉相参，不言声臭味，殆阙文欤？抑色之著于外者，将切于参验欤？第五节则以所知之多寡，为工之上下也。

【点评】滑注本难，简要明了，惜墨利落，无拖沓混杂痕迹；

准确无疑，文字表述真切，没有似是而非的杜撰，又与有验无学者境界不同。

十四难曰：脉有损至，何谓也？

然：至之脉，一呼再至曰平，三至曰离经，四至曰夺精，五至曰死，六至曰命绝。此至之脉也。何谓损？一呼一至曰离经，再呼一至曰夺精，三呼一至曰死，四呼一至曰命绝。此损之脉也。至脉从下上，损脉从上下也。

平人之脉，一呼再至，一吸再至，呼吸定息脉四至，加之则为过，减之则不及，过与不及所以为至、为损焉。离经者，离其经常之度也。夺精，精气衰夺也。至脉从下而逆上，由肾而之肺也；损脉从上而行下，由肺而之肾也。

谢氏曰：平人一呼再至，脉行三寸。今一呼三至，则脉行四寸半，一息之间行九寸，二十息之间一百八十丈，比平人行速过六十丈，此至脉之离经也。平人一呼脉再至，行三寸。今一呼一至，只得一寸半，二十息之间，脉迟行六十丈，此损脉之离经也。若夫至脉之夺精，一呼四至，则一息之间行一尺二寸；损脉之夺精，二呼一至，则一息之间行三寸，其病又甚矣。过此者死而命绝也。

损脉之为病奈何？

然：一损损于皮毛，皮聚而毛落；二损损于血脉，血脉虚少，不能荣于五脏六腑；三损损于肌肉，肌肉消瘦，饮食不能为肌肤；四损损于筋，筋缓不能自收持；五损损于骨，骨痿不能起于床。反此者至于收病也。从上下者，骨痿不能起于床者死；从下上者，皮聚而毛落者死。

"至于收病也"，当作"至脉之病也"，"于收"二字误。① 肺主皮毛，心主血脉，脾主肌肉，肝主筋，肾主骨，各以所主而见其所损也。反此为至脉之病者，损脉从上下，至脉则从下上也。

治损之法奈何？

然：损其肺者益其气，损其心者调其荣卫，损其脾者调其饮食，适其寒温，损其肝者缓其中，损其肾者益其精。此治损之法也。

肺主气，心主血脉，肾主精，各以其所损而调治之。荣卫者，血脉之所资也；脾主受谷味，故损其脾者调其饮食，适其寒温，如春夏食凉、食冷，秋冬食温、食热，及衣服起居各当其时是也。肝主血，血虚则中不足。一云肝主怒，怒能伤肝，故损其肝者缓其中。经曰：肝苦急，急食甘以缓之。缓者，和也。

脉有一呼再至，一吸再至；有一呼三至，一吸三至；有一呼四至，一吸四至；有一呼五至，一吸五至；有一呼六至，一吸六至；有一呼一至，一吸一至；有再呼一至，再吸一至；有呼吸再至。脉来如此，何以别知其病也？

此再举损至之脉为问答也。盖前之损至，以五脏自病得之于内者

---

① 如此改误，虽未言据，但文从理顺，可参。

而言；此则以经络血气为邪所中之微甚，自外得之者而言也。其曰呼吸再至，即一呼一至，一吸一至之谓，疑衍文也。

然：脉来一呼再至，一吸再至，不大不小曰平。一呼三至，一吸三至，为适得病。前大后小即，头痛目眩。前小后大，即胸满短气；一呼四至，一吸四至，病欲甚。脉洪大者苦烦满，沉细者腹中痛，滑者伤热，涩者中雾露。一呼五至，一吸五至，其人当困。沉细夜加，浮大昼加，不大不小虽困可治；其有小大者为难治。一呼六至，一吸六至，为死脉也。沉细夜死，浮大昼死。一呼一至，一吸一至，名曰损。人虽能行，犹当着床。所以然者，血气皆不足故也。再呼一至，再吸一至，呼吸再至此四字即前衍文，名曰无魂，无魂者当死也。人虽能行，名曰行尸。

一息四至是为平脉，一呼三至，一吸三至，是一息之间脉六至，比之平人多二至，故曰适得病，未甚也。然又以前大后小、前小后大而言病能也。前后非言寸尺，犹十五难前曲后居之前后，以始末言也。一呼四至，一吸四至，病欲甚矣，故脉洪大者苦烦满，病在高也；沉细者腹中痛，病在下也。各以其脉言之。滑为伤热者，热伤气而不伤血，血自有余，故脉滑也；涩为中雾露者，雾露之寒伤人荣血，血受寒故脉涩也。一呼五至，一吸五至，其人困矣。若脉更见浮大、沉细，则各随昼夜而加剧，以浮大顺昼，阳也，沉细顺夜，阴也。若不见二者之脉，人虽困犹可治。小大即沉细、浮大也。一呼六至，一吸六至，增之极也，故为死脉。沉细夜死，浮大昼死，阴遇阴、阳遇阳也。一呼一至，一吸一至，名曰损，以血气皆不足也。再呼一至，再吸一至，谓两息之间脉再动，减之极也。经曰形气有余，脉气不足者死。故曰无魂而当死也。

上部有脉，下部无脉，其人当吐，不吐者死；上部无脉，下部有脉，虽困无能为害。所以然者，譬如人之有尺，树之有根，枝叶虽枯槁，根本将自生。脉有根本，人有元气，故知不死。

"譬如"二字，当在"人之有尺"下。

此又以脉之有无，明上下部之病也。纪氏曰：上部有脉，下部无脉，是邪实并于上，即当吐也。若无吐证，为上无邪而下气竭，故云当死。东垣李氏曰：下部无脉，此木郁也，饮食过饱，填塞于胸中太阴之分，而春阳之令不得上行故也，是为木郁。木郁则达之，谓吐之是也。谢氏曰：上部无脉，下部有脉者，阴气盛而阳气微，故虽困无能为害。上部无脉，如树枝之槁，下部有脉，如树之有根，惟其有根，可以望其生也。

四明陈氏曰：至，进也，阳独盛而至数多也；损，减也，阴独盛而至数少也。至脉从下上，谓无阴而阳独行至于上，则阳亦绝而死矣；损脉从上下，谓无阳而阴独行至于下，则阴亦尽而死矣。[1]

一难言寸口以决脏腑死生吉凶，谓气口为五脏主也；四难言脾受谷味其脉在中，是五脏皆以胃为主，其脉则主关上也；[2] 此难言人之

---

① 陈注揭损、至脉之真义。

② 此说有违《难经》本义，详见十五难点评。

有尺，譬如树之有根，脉有根本，人有元气，故知不死，则以尺为主也。此越人所以错综其义，散见诸篇，以见寸关尺各有所归重云。

【点评】本难论损、至脉三段的注释，虽然滑氏顺文解说尚属平正，而其所引谢氏、陈氏等诸家注语，颇发原旨，不仅展示滑氏学术胸襟之广，而众多《难经》注家著作均佚，亦赖《难经本义》得以流传而不至湮失，此滑氏之功。

关于最后一段尺脉元气，滑注"此又以脉之有无，明上下部之病"，似乎此脉之上下有无，与损至脉病上下相类，其实未必。损至脉之上下，是讲阴阳五脏虚实病变的过程与规律，而上下脉的有无则突出尺脉元气之辨，可与八难互参。又，这段与前几段，其内容似乎义相突兀，其原因，或错简，或见文字有"上下"而以类相从，未可知也。

十五难曰：经言春脉弦、夏脉钩、秋脉毛、冬脉石，是王脉耶？将病脉也？

然：弦、钩、毛、石者，四时之脉也。

春脉弦者，肝，东方木也，万物始生，未有枝叶，故其脉之来濡弱而长，故曰弦。

夏脉钩者，心，南方火也，万物之所茂，垂枝布叶，皆下曲如钩，故其脉之来疾去迟，故曰钩。

秋脉毛者，肺，西方金也，万物之所终，草木华叶，皆秋而落，其枝独在，若毫毛也，故其脉之来轻虚以浮，故曰毛。

冬脉石者，肾，北方水也，万物之所藏也，盛冬之时，水凝如石，故其脉之来沉濡而滑，故曰石。

此四时之脉也。

此《内经》《平人气象》《玉机真脏论》参错其文而为篇也。春脉弦者，肝主筋，应筋之象；夏脉钩者，心主血脉，应血脉来去之象；秋脉毛者，肺主皮毛；冬脉石者，肾主骨。各应其象，兼以时物之象，取义也。① 来疾去迟，刘立之曰：来者，自骨肉之分而出，于皮肤之际，气之升而上也；去者，自皮肤之际而还于骨肉之分，气之降而下也。

如有变奈何？

脉逆四时之谓变。

然：春脉弦，反者为病。何谓反？

然：其气来实强，是谓太过，病在外；气来虚微，是谓不及，病在内。气来厌厌聂聂，如循榆叶曰平；益实而滑，如循长竿曰病；急而劲益强，如新张弓弦曰死。春脉微弦曰平，弦多胃气少曰病，但弦无胃气曰死。春以胃气为本。

夏脉钩，反者为病。何谓反？

然：其气来实强，是谓太过，病在外；气来虚微，

---

① 取五脏所合筋骨组织之物象解释脉象，乃滑氏独特体会。

是谓不及，病在内。其脉来累累如环，如循琅玕曰平；来而益数，如鸡举足者曰病；前曲后居，如操带钩曰死。夏脉微钩曰平，钩多胃气少曰病，但钩无胃气曰死。夏以胃气为本。

秋脉毛，反者为病。何谓反？

然：其气来实强，是谓太过，病在外；气来虚微，是谓不及，病在内。其脉来蔼蔼如车盖，按之益大曰平；不上不下，如循鸡羽曰病；按之萧索，如风吹毛曰死。秋脉微毛曰平，毛多胃气少曰病，但毛无胃气曰死。秋以胃气为本。

冬脉石，反者为病。何谓反？

然：其气来实强，是谓太过，病在外；气来虚微，是谓不及，病在内。脉来上大下兑，濡滑如雀之啄曰平；啄啄连属，其中微曲曰病；来如解索，去如弹石曰死。冬脉微石曰平，石多胃气少曰病，但石无胃气曰死。冬以胃气为本。

春脉太过，则令人善忘，忽忽眩冒，巅疾；不及则令人胸痛引背，下则两胁胠满。夏脉太过，则令人身热而肤痛，为浸淫；不及则令人烦心，上见咳唾，下为气泄。秋脉太过，则令人逆气而背痛愠愠然；不及则令人喘，呼吸少气而咳，上气见血，下闻病音。冬脉太过，则令人解㑊，脊脉痛而少气不欲言；不及则令人心悬如饥，眇中清，脊中痛，少腹满，小便变。此岐伯之言也。越人之意，盖本诸此变脉言气者。脉不自动，气使之然，且主胃气而言也。循，抚也，按也。春脉厌厌聂聂，如循榆叶，弦而和也①；益实而滑，如循长竿，弦多也；急而劲益强，如新张弓弦，但弦也。夏脉累累如环，如循琅玕，钩而和也；如鸡举足，钩多而有力也；前曲后居，谓按之坚而搏，寻之实而据，但钩也。秋脉蔼蔼如车盖，按之益大，微毛也；不上不下如循鸡羽，毛多也；按之萧索，如风吹毛，但毛也。冬脉上大下兑，大小适均，石而和也；上下与来去同义，见前篇。啄啄连属，其中微曲，石多也；来如解索，去如弹石，但石也。大抵四时之脉，皆以胃气为本，故有胃气则生，胃气少则病，无胃气则死，于弦、钩、毛、石中，每有和缓之体，为胃气也。② 此篇与《内经》中互有异同。冯氏曰：越人欲使脉之易晓，重立其义尔。按《内经》第二卷《平人气象论》篇云：平肝脉来，软弱招招，如揭长竿末梢；平肺脉来，厌厌聂聂，如落榆荚；平肾脉来，喘喘累累如钩，按之而坚。病肾脉来，如引葛之益坚；死肾脉如发夺索，辟辟如弹石，此为异也。

胃者，水谷之海，主禀四时，皆以胃气为本。是谓四时之变病，死生之要会也。

胃属土，土之数五也，万物归之，故云水谷之海，而水火金木无不待是以生，故云主禀四时。禀，供也，给也。

脾者，中州也，其平和不可得见，衰乃见耳。来如雀之啄，如水之下漏，是脾衰见也。

---

① 点题之笔。下同。
② 此与上"弦而和"等相呼应。

脾者，中州，谓呼吸之间，脾受谷味，其脉在中也。其平和不得见，盖脾寄王于四季，不得独主于四时。四脏之脉平和，则脾脉在中矣。[①] 衰乃见者，雀啄、屋漏，异乎常也。雀啄者，脉至坚锐而断续不定也。屋漏者，脉至缓散，动而复止也。

【点评】本难论四时五脏脉，滑氏解说平正，其引《内经》之文进行比对，说明两者虽表述不同，然其义则一。

关于脾胃气脉，滑氏反复强调以胃气为本，而脾之与胃虽有脏腑之分，但同属土而荣五脏，其脏脉特点是"其脉在中""平和不得见"。中者何义？就是在四脉之中，即弦、钩、毛、石之中有胃气，乃名微弦、微钩、微毛、微石是也。滑氏在注二难、四难时都坚持了此观点。可惜先生有时却同三部之中部（关）相混淆，显然是自相矛盾，如十四难末段。盖二难只讲尺寸，四难只讲浮沉，"其脉在中"的"中"没有实际部位，而是尺寸、浮沉中均有之，此与脾不主时而寄王于四季同理，如此则不应有关（中）涉入。至于三部之中部右关主脾胃，则与五难指按轻重中的脾部相呼应，亦即加长夏（季夏）合五季之理。

十六难曰：脉有三部九候，有阴阳，有轻重，有六十首，一脉变为四时。离圣久远，各自是其法，何以别之？

谢氏曰：此篇问三部九候以下共六件，而本经并不答所问，似有缺文。今详三部九候则十八难中第三章言之，当属此篇，错简在彼；

---

① 此语即脾脉"平和不得见"之理。

阴阳见四难；轻重见五难；一脉变为四时，即十五难春弦、夏钩、秋毛、冬石也；六十首，按《内经》方盛衰篇曰：圣人持脉之道，先后阴阳而持之，奇恒之势乃六十首。王注谓奇恒六十首今世不存，则失其传者由来远矣。①

然：是其病有内外证。

此盖答辞，然于前问不相蒙，当别有问辞也。

其病为之奈何？

问内外证之详也。

然：假令得肝脉，其外证善洁，面青，善怒；其内证脐左有动气，按之牢若痛；其病四肢满闭，淋溲便难，转筋。有是者肝也，无是者非也。

得肝脉，诊得弦脉也。肝与胆合为清净之府，故善洁；肝为将军之官，故善怒；善，犹喜好也。面青，肝之色也。此外证之色脉情好也；脐左，肝之部也。按之牢者，若谓其动气按之坚牢而不移，或痛也。冯氏曰：肝气膹郁则四肢满闭，传曰风淫末疾是也。厥阴脉循阴器，肝病故溲便难。转筋者，肝主筋也。此内证之部属及所主病也。

假令得心脉，其外证面赤，口干，喜笑；其内证齐

---

① 错简之说有理。

上有动气，按之牢若痛；其病烦心，心痛，掌中热而哕。有是者心也，无是者非也。

掌中，手心主脉所过之处。盖真心不受邪，受邪者手心主尔。哕，干呕也。心病则火盛，故哕①。经曰：诸逆冲上皆属于火，诸呕吐酸皆属于热。

假令得脾脉，其外证面黄，善噫，善思，善味；其内证当齐有动气，按之牢若痛；其病腹胀满，食不消，体重，节痛，怠堕，嗜卧，四支不收。有是者脾也，无是者非也。

《灵枢·口问》篇曰：噫者，寒气客于胃，厥逆从下上散，复出于胃，故为噫。经曰：脾主四肢。

假令得肺脉，其外证面白，善嚏，悲愁不乐，欲哭；其内证齐右有动气，按之牢若痛；其病喘，咳，洒淅寒热。有是者肺也，无是者非也。

岐伯曰：阳气和利，满于心，出于鼻，故为嚏。洒淅寒热，肺主皮毛也。

假令得肾脉，其外证面黑，善恐，欠；其内证齐下有动气，按之牢若痛；其病逆气，小腹急，痛泄如下

---

① 哕：即"哕"字。

重，足胫寒而逆。有是者肾也，无是者非也。

肾气不足则为恐，阴阳相引则为欠，泄而下重少阴泄也。如读为而。

【点评】此判断五脏脉证按诊之法，临证实用。其理常人易知，无须繁赘为解，滑注简而要，是真知注经者也。但若能就本难内容，进一步概括五脏病证诊法纲要、特点，则臻完备。

十七难曰：经言病或有死，或有不治自愈，或连年月不已，其死生存亡可切脉而知之耶？

然：可尽知也。

此篇所问者三，答云可尽知也，而止答病之死证，余无所见，当有阙漏。

诊病若闭目不欲见人者，脉当得肝脉强急而长，而反得肺脉浮短而涩者，死也。

肝开窍于目，闭目不欲见人，肝病也。肝病见肺脉，金克木也。

病若开目而渴，心下牢者，脉当得紧实而数，反得沉涩而微者，死也。

病实而脉虚也。

病若吐血，复鼽衄血者，脉当沉细，而反浮大而牢者，死也。

脱血脉实，相反也。

病若谵言妄语，身当有热，脉当洪大，而反手足厥逆，脉沉细而微者，死也。

阳病见阴脉，相反也。

病若大腹而泄者，脉当微细而涩，反紧大而滑者，死也。

泄而脉大，相反也。大腹，腹胀也。

【点评】此继前章讨论脉证诊病，滑氏均解之以脉证相反，包括五脏、阴阳、虚实等，足以见滑氏突出诊脉决死生之理，正是《难经》学术精要。

十八难曰：脉有三部，部有四经，手有太阴阳明，足有太阳少阴，为上下部，何谓也？有图

此篇立问之意，谓人十二经脉，凡有三部，每部之中有四经，今手有太阴、阳明，足有太阳、少阴，为上下部，何也？盖三部者，以寸关尺分上中下也。四经者，寸关尺两两相比，则每部各有四经矣。手之太阴、阳明，足之太阳、少阴，为上下部者，肺居右寸，肾居左尺，循环相资，肺高肾下，母子之相望也。经云：脏真高于肺，脏真下于肾是也。

然：手太阴、阳明，金也；足少阴、太阳，水也。

金生水，水流下行而不能上，故在下部也。足厥阴、少阳，木也，生手太阳、少阴火，火炎上行而不能下，故为上部；手心主、少阳火，生足太阴、阳明土，土主中宫，故在中部也。此皆五行子母更相生养者也。

手太阴、阳明金，下生足太阳、少阴水，水性下，故居下部；足少阴、太阳水，生足厥阴、少阳木，木生手少阴、太阳火，及手心主火，火炎上行，是为上部；火生足太阴、阳明土，土居中部，复生肺金。此五行子母更相生养者也。此盖因手太阴、阳明，足太阳、少阴为上下部，道①推广五行相生之大，越人亦以五脏生成之后，因其部分之高下而推言之，非谓未生之前必待如是而后生成也。而又演为三部之说，即四难所谓心肺俱浮，肝肾俱沉，脾者中州之意。② 但彼直以脏言，此以经言，而脏腑兼之。以上问答明经，此下二节俱不相蒙，疑它经错简。

脉有三部九候，各何主之？

然：三部者，寸关尺也。九候者，浮中沉也。上部法天，主胸以上至头之有疾也；中部法人，主膈以下至齐之有疾也；下部法地，主齐以下至足之有疾也。审而刺之者也。

谢氏曰：此一节，当是十六难中答辞，错简在此，而剩出"脉有三部、九候，各何主之"十字。"审而刺之"，纪氏云：欲诊脉动而中病，不可不审。故曰：审而刺之。刺者，言其动而中也。陈万年传曰：刺候谓中其候，与此义同。或曰：刺，针刺也，谓审其部而针

---

① 道："道"字在此不属，疑当在下文"相生之大"下。
② 此论难以成立。

刺之。

人病有沉滞久积聚，可切脉而知之耶？

此下问答，亦未详所属。或曰当是十七难中"或连年月不已"答辞。

然：诊在右胁有积气，得肺脉结。脉结甚则积甚，结微则气微。

结为积聚之脉。肺脉见结，知右胁有积气。右胁，肺部也。积气有微甚，脉从而应之。

诊不得肺脉，而右胁有积气者何也？

然：肺脉虽不见，右手脉当沉伏。

肺脉虽不见结，右手脉当见沉伏。沉伏亦积聚脉，右手所以候里也。

其外痼疾同法耶？将异也？

此承上文，复问外之痼疾与内之积聚，法将同异。

然：结者，脉来去时一止，无常数，名曰结也。伏者，脉行筋下也。浮者，脉在肉上行也。左右表里法皆如此。

结为积聚，伏脉行筋下，主里，浮脉行肉上，主表，所以异也。前举右胁为例，故此云左右同法。

假令脉结伏者，内无积聚；脉浮结者，外无痼疾。有积聚脉不结伏，有痼疾脉不浮结，为脉不应病，病不应脉，是为死病也。

有是脉无是病，有是病无是脉，脉病不相应，故为死病也。

【点评】第一，本难先论寸口三部配属脏腑之理，除经文所说经脉相生外，滑氏又联系五脏位置高下相应之物象以探求之，增强了说服力。

第二，本难内容及其结构，滑氏引谢氏等主十六、十七难错简论。此说固有一定道理，该两难确有发问未答，本难有些内容在一定程度上能满足这些要求。然从另一角度看，本难在内容上又可自成一体：先论三部九候之义，并就三部脏腑经脉诊位配属之理、三部所主上中下病证范围作了划定；再就三部九候诊法举例在表痼疾与在里积聚作了诊断示范。之所以如此，或许与唐代杨玄操的整理有关。

第三，滑氏认为本难三部之说，与四难"心肺俱浮，肝肾俱沉，脾者中州"义同，只不过"彼直以脏言，此以经言"，也就是说两者仅有论以脏腑与经脉之不同。这种说法难以成立。盖三部寸关尺讲上中下，四难讲内外，与本难浮中沉相类。一纵一横获取全面生理、病理信息，正是古人系统整体思维方式在诊法上的体现。因此，三部与浮沉是不同取脉方法，滑氏误矣。

十九难曰： 经言脉有逆顺，男女有恒。而反者，何谓也？

恒，胡登反，常也。

脉有逆顺，据男女相比而言也。男脉在关上，女脉在关下；男子尺脉恒弱，女子尺脉恒盛，此男女之别也。逆顺云者，男之顺，女之逆也。女之顺，男不同也。虽然，在男女则各有常矣。反，谓反其常也。

然：男子生于寅，寅为木，阳也；女子生于申，申为金，阴也。故男脉在关上，女脉在关下，是以男子尺脉恒弱，女子尺脉恒盛，是其常也。有图

此推本生物之初，而言男女阴阳也。纪氏曰：生物之初，其本原皆始于子。子者，万物之所以始也。自子推之，男左旋三十而至于巳，女右旋二十而至于巳，是男女婚嫁之数也。自巳而怀娠，男左旋十月而生于寅，寅为木，阳也；女右旋十月而生于申，申为金，阴也。谢氏曰：寅为木，木生火，又火生于寅而性炎上，故男脉在关上；申为金，金生水，又水生于申而性流下，故女脉在关下。愚谓，阳之体轻清而升，天道也，故男脉在关上；阴之体重浊而降，地道也，故女脉在关下。此男女之常也。

反者，男得女脉，女得男脉也。

男女异常，是之谓反。

其为病何如？

问反之为病也。

然：男得女脉为不足，病在内。左得之病在左，右得之病在右，随脉言之也。女得男脉为太过，病在四肢，左得之病在左，右得之病在右，随脉言之。此之谓也。

惟其反常，故太过不及、在内在外之病见焉。

【点评】本难先论男女先天生理之异在脉象上的表现，滑氏引纪、谢二氏干支推算，并辨之以男女阴阳清浊之理。此经典之说，传统承述，究竟学术内涵如何，及下文所述病变特点，难以临床验证，留待研究。

二十难曰：经言脉有伏匿，伏匿于何脏而言伏匿耶？

然：谓阴阳更相乘，更相伏也。脉居阴部，而反阳脉见者，为阳乘阴也；脉虽时沉涩而短，此谓阳中伏阴也。脉居阳部而反阴脉见者，为阴乘阳也；脉虽时浮滑而长，此谓阴中伏阳也。

居，犹在也，当也。阴部尺、阳部寸也。乘，犹乘车之乘，出于其上也。伏，犹伏兵之伏，隐于其中也。匿，藏也。丁氏曰：此非特言寸为阳、尺为阴，以上下言，则肌肉之上阳部，肌肉之下为阴部。亦通。

重阳者狂，重阴者癫，脱阳者见鬼，脱阴者目盲。

此五十九难之文，错简在此。

【点评】第一，相乘、相伏之阴部、阳部，滑注为尺寸为正，却又引丁德用"肌肉上为阳、肌肉下为阴"则不伦，岂有浮取中藏有沉脉，沉取中藏有浮脉？

第二，"重阳者狂"四句，滑氏以为是五十九难癫狂病原文错简于此，其实未必。今有《难经古义》藤氏之论甚辩，可以参考："彼所论则脏气偏实之所生，病从内也；此即伤寒热病阳证等所见，病从外也，故见鬼、目盲乃死。彼所谓狂癫，正气自失，精神放散，不归本舍，历年之久，犹尚未已。岂有目盲见鬼之危乎？"据此，则本难狂癫有似症状性精神失常，而五十九难之狂癫则属精神病患范畴。此说临床有征，值得进一步研究。

二十一难曰：经言人形病，脉不病曰生；脉病，形不病曰死。何谓也？

然：人形病，脉不病，非有不病者也，谓息数不应脉数也。此大法。

周仲立曰：形体之中，常见憔悴，精神昏愦，食不忺美，而脉得四时之从，无过不及之偏，是人病脉不病也。形体安和，而脉息乍大乍小，或至或损，弦紧浮滑沉涩不一，残贼冲和之气，是皆脉息不与形相应，乃脉病人不病也。仲景云：人病脉不病，名曰内虚，以无谷气，神虽困无苦。脉病人不病，名曰行尸，以无王气，卒眩仆不识人，短命则死。谢氏曰：按本经答文，词意不属，似有脱误。

【点评】本难滑氏无注，唯引周、谢氏，一主脱误，一顺文为解。不注也是一种态度，无可为语而不强解也。

二十二难曰：经言脉有是动、有所生病，一脉变为二病者，何也？

然：经言是动者，气也；所生病者，血也。邪在气，气为是动；邪在血，血为所生病。气主呴之，血主濡之。气留而不行者，为气先病也；血壅而不濡者，为血后病也。故先为是动，后所生也。

呴，香句反。濡，平声。

呴，煦也。气主呴之，谓气煦嘘往来，熏蒸于皮肤、分肉也。血主濡之，谓血濡润筋骨，滑利关节，荣养脏腑也。此"脉"字，非尺寸之脉，乃十二经隧之脉也。此谓十二经隧之脉，每脉中辄有二病者，盖以有在气、在血之分也。① 邪在气，气为是而动；邪在血，血为所生病。气留而不行为气病，血壅而不濡为血病。故先为是动，后所生病也。先后云者，抑气在外，血在内，外先受邪，则内亦从之而病欤？然邪亦有只在气，亦有径在血者，又不可以先后拘也。详见《灵枢经》第十篇。

【点评】本难滑氏之注，抛开解《内经》之惑而释《灵枢》经脉篇"是动病""所生病"之是非，直按《难经》本义解释也。作为引导阅读、启蒙解惑，有三个知识点：一是此章中的"脉"，不可承上难而解为切脉诊候之脉，而是经隧之脉，并开讨论之始。二是"呴"的解释，虽自注为煦，即温煦之意，但之后又云"嘘往来"，

---

① 后世"气分""血分"之说，以此为先导。

则有吹嘘、推动之意，乃动词，义同《难经集注》虞注。其实气的概念包含温煦、推动二义，以见得滑注之切。三是本难释经脉之"是动""所生"为在气、在血，滑注解释为"在气、在血之分"，开病在气分、在血分病理术语之先，学术价值与临床意义更深远。

二十三难曰： 手足三阴三阳脉之度数，可晓以不？

然：手三阳之脉，从手至头，长五尺，五六合三丈；手三阴之脉，从手至胸中，长三尺五寸，三六一丈八尺，五六三尺，合二丈一尺；足三阳之脉，从足至头长八尺，六八四丈八尺；足三阴之脉，从足至胸，长六尺五寸，六六三丈六尺，五六三尺，合三丈九尺；人两足跷脉，从足至目，长七尺五寸，二七一丈四尺，二五一尺，合一丈五尺；督脉、任脉，各长四尺五寸，二四八尺，二五一尺，合九尺。凡脉长一十六丈二尺，此所谓十二经脉长短之数也。

此《灵枢》廿七篇全文。三阴三阳，《灵枢》皆作六阴六阳，义尤明白。按经脉之流注，则手之三阳从手走至头，手之三阴从腹走至手①，足之三阳从头下走至足，足之三阴从足上走入腹。此举经脉之度数，故皆自手足言。人两足跷脉，指阴跷也。阴跷脉起于跟中，自然骨之后上内踝之上，直上循阴股入阴，循腹上胸里，行缺盆，出人迎之前，入顽内廉，属目内眦，合太阳脉，为足少阴之别络也。足三阳之脉，从足至头，长八尺，《考工记》亦云：人身长八尺。盖以同

---

① 手之三阴从腹走至手：此关于手三阴经走向，与经文不合。

身尺寸言之。①

经脉十二，络脉十五，何始何穷也？

然：经脉者，行血气，通阴阳，以荣于身者也。其始从中焦注手太阴、阳明，阳明注足阳明、太阴，太阴注手少阴、太阳，太阳注足太阳、少阴，少阴注手心主、少阳，少阳注足少阳、厥阴，厥阴复还注手太阴。别络十五，皆因其原，如环无端，转相灌溉，朝于寸口、人迎，以处百病而决死生也。有图

因者，随也。原者，始也。朝，犹朝会之朝。以，用也。因上文经脉之尺度，而推言经络之行度也。直行者谓之经，旁出者谓之络。十二经有十二络，兼阳络、阴络、脾之大络，为十五络也。谢氏曰：始从中焦者，盖谓饮食入口，藏于胃，其精微之化，注手太阴、阳明，以次相传，至足厥阴，厥阴复还注手太阴也。络脉十五，皆随十二经脉之所始，转相灌溉，如环之无端，朝于寸口、人迎，以之处百病而决死生也。寸口、人迎，古法以侠喉两旁动脉为人迎，至晋·王叔和，直以左手关前一分为人迎，右手关前一分为气口，后世宗之。愚谓昔人所以取人迎、气口者，盖人迎为足阳明胃经，受谷气而养五脏者也；气口为手太阴肺经，朝百脉而平权衡者也。

经云：明知终始，阴阳定矣。何谓也？

然：终始者，脉之纪也。寸口、人迎，阴阳之气通

---

① 明此前提，是度量关键。

于朝使，如环无端，故曰始也。终者，三阴三阳之脉绝，绝则死，死各有形，故曰终也。

谢氏曰：《灵枢经》第九篇曰：凡刺之道，毕于终始，明知终始，五脏为纪，阴阳定矣。又曰：不病者，脉口人迎应四时也。少气者，脉口、人迎俱少而不称尺寸也。此一节因上文寸口、人迎处百病决死生而推言之。谓欲晓知终始，于阴阳为能定之。盖以阳经取决于人迎，阴经取决于气口也。朝使者，朝谓气血如水潮，应时而灌溉；使谓阴阳相为用也。始如生物之始，终如生物之穷。欲知生死，脉以候之。阴阳之气通于朝使，如环无端则不病，一或不相朝使则病矣，况三阴三阳之脉绝乎！绝必死矣。其死之形状，具如下篇，尤宜参看。

【点评】本难述三阴三阳、任督及跷脉长度、经气运行次序，并论经脉循行，荣养一身，反则病、则死的道理。滑注指出经脉计长为同身寸，这很必要，否则这长度如何算得？关于人迎、寸口，滑氏虽介绍了王叔和左寸人迎、右寸气口之说，但却认同《内经》颈部阳明人迎、手部太阴寸口的典论，有此见解，值得尊重。盖《内经》之论，注者颇众，并形成古代著名的脉诊方法，而王氏以"人命之主"为由，崇心肺之尊，虽能纳入独取寸口诊脉体系，但在临床应用中难副其实。此外，本难最后所论终始，以经脉循环运行为始，以脉绝为终，似乎前后文义不属而难通，或系错简，诸注却顺文演义，滑氏亦难免其俗也。

二十四难曰：手足三阴三阳气已绝，何以为候？可知其吉凶不？

然：足少阴气绝即骨枯。少阴者冬脉也，伏行而温于骨髓，故骨髓不温即肉不着骨，骨肉不相亲即肉濡而却，肉濡而却故齿长而枯，发无润泽，无润泽者骨先死，戊日笃，巳日死。

此下六节，与《灵枢》第十篇，文皆大同小异。濡，读为软。肾，其华在发，其充在骨，肾绝则不能充于骨，荣于发。肉濡而却，谓骨肉不相著而肉濡缩也。戊己，土也，土胜水，故以其所胜之日笃而死矣。

足太阴气绝则脉不营其口唇。口唇者，肌肉之本也。脉不营则肌肉不滑泽，肌肉不滑泽则肉满，肉满则唇反，唇反则肉先死，甲日笃，乙日死。

脾，其华在唇四白，其充在肌。脾绝则肉满，唇反也。肉满谓肌肉不滑泽，而紧急䐃𦜝也。

足厥阴气绝即筋缩引卵与舌卷。厥阴者肝脉也，肝者筋之合也，筋者聚于阴器而络于舌本，故脉不营则筋缩急，筋缩急即引卵与舌，故舌卷卵缩，此筋先死。庚日笃，辛日死。

肝者，筋之合，其华在爪，其充在筋。筋者，聚于阴器而络于舌本。肝绝则筋缩引卵与舌也。王充《论衡》云：甲乙病者，生死之期，常之庚申。

手太阴气绝即皮毛焦。太阴者肺也，行气温于皮毛者也，气弗营则皮毛焦，皮毛焦则津液去，津液去即皮节伤，皮节伤则皮枯、毛折，毛折者则毛先死。丙日笃，丁日死。

肺者，气之本，其华在毛，其充在皮。肺绝则皮毛焦而津液去，皮节伤，以诸液皆会于节也。

手少阴气绝则脉不通，脉不通则血不流 血不流则色泽去。故面色黑如黧，此血先死。壬日笃，癸日死。

心之合脉也，其荣色也，其华在面，其充在血脉。心绝则脉不通，血不流，色泽去也。

三阴气俱绝者则目眩转、目瞑。目瞑者为失志，失志者则志先死，死即目瞑也。

三阴，通手足经而言也。《灵枢》十篇作"五阴气俱绝"，则以手厥阴与手少阴同心经也。目眩转目瞑者，即所谓脱阴者目盲。此又其甚者也，故云目瞑者失志，而志先死也。四明陈氏曰：五脏阴气俱绝则其志丧于内，故精气不注于目，不见人而死。

六阳气俱绝者则阴与阳相离，阴阳相离则腠理泄，绝汗乃出，大如贯珠，转出不流，即气先死。旦占夕死，夕占旦死。

汗出而不流者，阳绝故也。陈氏曰：六腑阳气俱绝则气败于外，故津液脱而死。①

【点评】滑注简洁平正，唯于难疑之字，如"志"字，未予注释，是不足也。盖此志必非情志，而当作意识解，如《素问·评热病论》"狂言者是失志"。

二十五难曰：有十二经，五脏六腑十一耳，其一经者何等经也？

然：一经者，手少阴与心主别脉也。心主与三焦为表里，俱有名而无形，故言经有十二也。

此篇问答，谓五脏六腑配手足之阴阳，但十一经耳，其一经者，则以手少阴与心主各别为一脉，心主与三焦为表里，俱有名而无形，以此一经并五脏六腑共十二经也。谢氏曰：《难经》言手少阴、心主与三焦者，凡八篇。三十一难分豁三焦经脉所始、所终；三十六难言肾之有两，左曰肾，右曰命门，初不以左右肾分两手尺脉；三十八难言三焦者原气之别，主持诸气，复申言其有名无形；三十九难言命门者，精神之所舍，男子藏精，女子系胞，其气与肾通，又云六腑正有五脏，三焦亦是一府；八难、六十二、六十六，三篇言肾间动气者，人之生命，十二经之根本也，其名曰原，三焦则原气之别使也。通此篇参互观之，可见三焦列为六腑之义。唯其有名无形，故得与手心主合。心主为手厥阴，其经始于起胸中，终于循小指次指出其端。若手少阴则始于心中，终于循小指之内出其端。此手少阴与心主各别为一脉也。

---

① 陈氏注切中肯綮。

或问：手厥阴经曰心主，又曰心包络，何也？曰：君火以名，相火以位。手厥阴代君火行事，以用而言，故曰手心主；以经而言则曰心包络，一经而二名，实相火也。

虞庶云：诸家言命门为相火，与三焦相表里。按《难经》止言手心主与三焦为表里，无命门三焦表里之说。夫左寸火、右寸金，左关木、右关土，左尺水、右尺火。职之部位，其义灼然。於乎！如虞氏此说，则手心主与三焦相为表里，而摄行君火明矣。卅六难谓命门其气与肾通，则亦不离乎肾也，其习坎之谓欤？手心主为火之闰位，命门则水之同气欤？命门不得为相火，三焦不与命门配亦明矣。虞氏之说良有旨哉！诸家所以纷纷不决者，盖有惑于《金匮真言篇》王注引《正理论》谓三焦者有名无形，上合手心主，下合右肾，遂有命门三焦表里之说。夫人之脏腑，一阴一阳，自有定耦，岂有一经两配之理哉？夫所谓上合手心主者，正言其为表里；下合右肾者，则以三焦为原气之别使而言之尔。知此则知命门与肾通，三焦无两配，而诸家之言可不辨而自明矣。若夫诊脉部位，则手厥阴相火居右尺之分，而三焦同之命门，既与肾通，只当居左尺，而谢氏据《脉经》谓手厥阴即手少阴心脉同部，三焦脉上见寸口，中见于关，下焦与肾同也。前既云初不以左右肾分两手尺脉矣，今如《脉经》所云，则右尺当何所候耶？

【点评】本难讨论手心主亦为一脏，而与同属有名无形的三焦相表里，从而引出心包络相火、三焦命门相表里以及肾命切脉诊位等问题。滑氏持据点评议论，颇有见地，可谓畅快。盖心之包络，以位言用，喻为火之闰位，而称相火，有名而无脏；命门属肾，三焦不可两配。至于它们的诊位，诸论相左，滑氏亦难以定夺。然若综合诸难所论，包络附于心，同属于火，心主当诊于左寸；三焦之位，虽经络表里与心主配，但其功用正在于"通行三气，经历于五脏六腑"，不固于一位，而在寸关尺各位。

二十六难曰：经有十二，络有十五，余三络者，是何等络也？

然：有阳络，有阴络，有脾之大络。阳络者，阳跷之络也；阴络者，阴跷之络也。故络有十五焉。

直行者谓之经，傍出者谓之络。经犹江汉之正流，络则沱潜之支派。每经皆有络，十二经有十二络，如手太阴属肺络大肠，手阳明属大肠络肺之类。今云络有十五者，以其有阳跷之络、阴跷之络及脾之大络也。阳跷、阴跷，见二十八难。谓之络者，盖奇经既不拘于十二经，直谓之络亦可也。脾之大络名曰大包，出渊腋三寸，布胸胁，其动应衣，宗气也。四明陈氏曰：阳跷之络，统诸阳络；阴跷之络，统诸阴络。脾之大络，又总统阴阳诸络，由脾之能溉养五脏也。

【点评】关于十五络的解释，滑氏之说更近情理。盖其别有师承，引据不同，与《内经》十五络有区别亦未尝不可，因而当立为《内经》外的又一说法。此外，滑氏以脾大络"其动应衣"，则是与胃大络虚里相混淆，文见《素问·平人气象论》。

二十七难曰：脉有奇经八脉者，不拘于十二经，何也？

然：有阳维，有阴维，有阳跷，有阴跷，有冲、有督、有任、有带之脉，凡此八脉者，皆不拘于经，故曰奇经八脉也。

脉有奇常，十二经者，常脉也。奇经八脉则不拘于十二经，故曰奇经。奇对正而言，犹兵家之云奇正也。虞氏曰：奇者，奇零之奇，不偶之义，谓此八脉，不系正经，阴阳无表里配合，别道奇行，故曰奇经也。此八脉者，督脉督于后，任脉任于前，冲脉为诸阳之海，阴阳维则维络于身，带脉束之如带，阳跷得之太阳之别，阴跷本诸少阴之别云。①

经有十二，络有十五，凡二十七气，相随上下，何独不拘于经也？

然：圣人图设沟渠，通利水道，以备不然。天雨降下，沟渠溢满，当此之时，霶霈妄作，圣人不能复图也。此络脉满溢，诸经不能复拘也。

经络之行，有常度矣，奇经八脉则不能相从也，故以圣人图设沟渠为譬，以见络脉满溢，诸经不能复拘，而为此奇经也。然则奇经，盖络脉之满溢而为之者欤？或曰："此络脉"三字，越人正指奇经而言也。既不拘于经，直谓之络脉亦可也。

此篇两节举八脉之名，及所以为奇经之义。

【点评】对于奇经的命名，滑氏持奇正之说，与虞庶奇零不偶之义相通，认为是经脉满溢而成。这种看法有见地，可与下章"受邪气畜则肿热"相呼应。又，滑氏云"冲脉为诸阳之海"，疑

① 此数语概括八脉行止，简要明析，特点突出，好文笔。

文字抄写有误。此所发挥者，在于滑氏对八脉行止规律作了概括，今引其《十四经发挥》有关文献以资参考："督脉督于后，任脉任于前，冲脉为诸脉之海，阳维则维络诸阳，阴维则维络诸阴，阴阳自相维持，则诸经常调。维脉之外有带脉者，束之犹带也。至于两足跷脉，有阴有阳，阳跷行诸太阳之别，阴跷本诸少阴之别。"

二十八难曰：其奇经八脉者，既不拘于十二经，皆何起何继也？

然：督脉者，起于下极之俞，并于脊里，上至风府，入属于脑。

任脉者，起于中极之下，以上毛际，循腹里，上关元，至喉咽。

冲脉者，起于气冲，并足阳明之经，夹脐上行，至胸中而散也。

带脉者，起于季胁，回身一周。

阳跷脉者，起于跟中，循外踝上行，入风池；阴跷脉者，亦起于跟中，循内踝，上行至咽喉，交贯冲脉。

阳维、阴维者，维络于身，溢畜不能环流灌溉诸经者也。故阳维起于诸阳会也，阴维起于诸阴交也。

比于圣人图设沟渠，沟渠满溢，流于深湖，故圣人不能拘通也。而人脉隆盛，入于八脉而不环周，故十二经亦不能拘之。其受邪气畜则肿热，砭射之也。

继，《脉经》作系。

督之为言，都也，为阳脉之海，所以都纲乎阳脉也。其脉起下极之俞，由会阴，历长强，循脊中行，至大椎穴与手足三阳脉之交会，上至痖门与阳维会，至百会与太阳交会，下至鼻柱、人中，与阳明交会。任脉起于中极之下曲骨穴。任者，妊也，为人生养之本。冲脉起于气冲穴，至胸中而散，为阴脉之海。《内经》作并足少阴之经。按冲脉行乎幽门、通谷而上，皆少阴也。当从《内经》。此督、任、冲三脉皆起于会阴，盖一源而分三歧也。带脉起季胁下一寸八分，回身一周，犹束带然。阳跷脉起于足跟中申脉穴，循外踝而行。阴跷脉亦于跟中照海穴，循内踝而行。跷者，捷也，以二脉皆起于足，故取跷捷、超越之义。阳维、阴维，经络于身，为阴阳之纲维也。阳维所发，别于金门，以阳交为郗，与手足太阳及跷脉会于臑俞，与手足少阳会于天窌，及会肩并，与足少阳会于阳白，上本神、临泣、正营、脑空，下至风池，与督脉会于风府、哑门。此阳维之起于诸阳之会也。阴维之郗曰筑宾，与足太阴会于腹哀、大横，又与足太阴、厥阴会于府舍、期门，又与任脉会于天突、廉泉，此阴维起于诸阴之交也。"溢畜不能环流灌溉诸经者也"十二字，当在"十二经亦不能拘之"之下，则于此无所间，而于彼得相从矣。其"受邪气畜"云云十二字，谢氏则以为于本文上下当有缺文，然《脉经》无此，疑衍文也。或云当在三十七难"关格不得尽其命而死矣"之下，因邪在六腑而言也。

【点评】滑氏注《难经》奇经八脉，在上一章述其行止规律基础上，又整理了前人八脉功能特点的认识而有所发挥。如督脉为阳脉之都纲出于吴太医令吕广，任脉为妇人生养之本出于唐代杨玄操，任督冲一源三歧出于王冰注《素问》等，从而使人们对奇经八脉的认识提高到了一个新高度，这一成就体现在滑氏专著《十四经发挥》，也为其后李时珍《奇经八脉考》在学术上的突破奠定了基础。

二十九难曰：奇经之为病，何如？

然：阳维维于阳，阴维维于阴，阴阳不能自相维，则怅然失志，溶溶不能自收持。阳维为病苦寒热，阴维为病苦心痛。

阴跷为病，阳缓而阴急；阳跷为病，阴缓而阳急。

冲之为病，逆气而里急。

督之为病，脊强而厥。

任之为病，其内苦结，男子为七疝，女子为瘕聚。

带之为病，腹满腰溶溶若坐水中。

此奇经八脉之为病也。

"阳维为病"云云十四字，说见缺误总类。

此言奇经之病也。阴不能维于阴，则怅然失志；阳不能维于阳，则溶溶不能自收持。阳维行诸阳而主卫，卫为气，气居表，故苦寒热；阴维行诸阴，而主荣，荣为血，血属心，故苦心痛。两跷脉，病在阳则阳结急，在阴则阴结急，受病者急，不病者自和缓也。冲脉从关元至咽喉，故逆气里急。督脉行背，故脊强而厥。任脉起胞门，行腹，故病苦内结，男为七疝，女为瘕聚也。带脉回身一周，故病状如是。溶溶，无力貌。此各以其经脉所过而言之。自二十七难至此，义实相因，最宜通玩。

【点评】二十七难至二十九难共三章专论奇经八脉，从命名到起止循行、功能特点，再到病证，虽然文词简朴，但内容全面系统、纲概扼要，且在奇经八脉方面有学术创新。滑氏就此提出，这三章"义实相因，最宜通玩"，真深思熟虑之语，确有见地。

三十难曰：荣气之行，常与卫气相随不？

然：经言人受气于谷，谷入于胃，乃传于五脏六腑，五脏六腑皆受于气。其清者为荣，浊者为卫，荣行脉中，卫行脉外，营周不休，五十而复大会，阴阳相贯，如环之无端。故知荣卫相随也。有图

此篇与《灵枢》第十八篇岐伯之言同，但"谷入于胃，乃传与五脏六腑，五脏六腑皆受于气"，《灵枢》作"谷入于胃，以传与肺，五脏六腑，皆以受气"为少殊尔。"皆受于气"之气，指水谷之气而言。"五十而复大会"说，见一难中。四明陈氏曰：荣，阴也，其行本迟。卫，阳也，其行本速，然而清者滑利，浊者剽悍，皆非涩滞之体，故凡卫行于外，荣即从行于中，是知其行常得相随，共周其度。濠南王氏曰：清者，体之上也，阳也，火也，离中之一阴降，故午后一阴生，即心之生血也，故曰清气为荣天之清不降，天之浊能降为六阴，驱而使之下也。云清气者，总离之体言之；浊者，体之下也，阴也，水也，坎中之一阳升，故子后一阳生，即肾之生气也，故曰浊气为卫地之浊不升，地之清能升为六阳，举而使之上也。云浊气者，总坎之体言之。经云：地气上为云，天气下为雨，雨出地气，云出天气，此之谓也。愚谓以用而言，则清气为荣者，浊中之清者也；浊气为卫者，清中之浊者也。以体而言，则清之用不离乎浊之体，浊之用不离乎清之体，故谓清气为荣，浊气为

卫，亦可也。谓荣浊、卫清亦可也。纪氏亦云：《素问》曰：荣者水谷之精气则清，卫者水谷之悍气则浊。精气入于脉中则浊，悍气行于脉外则清。或问：三十二难云：血为荣，气为卫，此则荣卫皆以气言者，何也？曰：经云荣者水谷之精气，卫者水谷之悍气。又云：清气为荣，浊气为卫。盖统而言之，则荣卫皆水谷之气所为，故悉以气言可也；析而言之，则荣为血而卫为气，固自有分矣。是故荣行脉中，卫行脉外，犹水泽之于川浍，风云之于太虚也。①

【点评】本难概论荣卫，与《灵枢·营卫生会》文字大同小异，而滑注则对荣卫清浊、相随运行特引数家之说作了深入探讨。滑氏认为，清浊当分体用。以体言，荣化血其质浊，卫化气质清；以用言，则荣卫皆气，而荣精柔为清，卫刚悍为浊。此清浊以用为言，与荣卫行于脉内脉外相呼应。盖荣卫行于脉内脉外，仅是相对而言，荣者富于滋润荣养，质柔性顺，寓于血中而行于脉内；卫者质性活跃窜动，刚悍不拘，散行裹荣而在脉外。滑氏讲的，正是中国文化阴阳之道在营卫理论中的应用。明代张介宾说："虽卫主气而在外，然亦何尝无血；营主血而在内，然亦何尝无气，故营中未必无卫，卫中未必无营，但行于内者便谓之营，行于外者便谓之卫，此人身阴阳交感之道，分之则二，合之则一而已。"（《类经·经络类二十三》）此论更明白晓畅，营卫内涵阐述更深刻，作为前贤必不乏滑寿的贡献。

_____

① 此段析荣卫清浊甚明。

卷　下

许昌滑寿伯仁　著

吴郡薛己新甫校刊

三十一难曰：三焦者，何禀？何主？何始？何终？其治常在何许？可晓以不？

然：三焦者，水谷之道路，气之所终始也。上焦者，在心下，下鬲，在胃上口，主内而不出。其治在膻中，玉堂下一寸六分，直两乳间陷者是。中焦者，在胃中脘，不上不下，主腐熟水谷，其治在齐傍。下焦者，当膀胱上口，主分别清浊，主出而不内，以传道也。其治在脐下一寸。故名曰三焦，其府在气街。一本作"冲"

人身之腑脏，有形、有状，有禀、有生，如肝禀气于木，生于水，心禀气于火，生于木之类，莫不皆然。唯三焦既无形状，而所禀、所生则元气与胃气而已。① 故云水谷之道路，气之所终始也。上焦其治在膻中，中焦其治在脐傍天枢穴，下焦其治在脐下一寸阴交穴。治，犹司也，犹郡县治之治，谓三焦处所也。或云治作平声读，谓三焦有病，当各治其处。盖刺法也。三焦，相火也。火能腐熟万物，焦从火，亦腐物之气，命名取义，或有在于此欤？《灵枢》第十八篇曰：上焦出于胃上口，并咽以上，贯膈而布胸中，走腋，循太阴之分而行，还至阳明，上至舌下。足阳明常与营卫俱行于阳二十五度，行于阴亦二十五度，一周也。故五十度而复大会于手太阴矣。中焦亦傍胃口，出上焦之后。此所受气者，泌糟粕，蒸津液，化其精微，上注于肺脉，乃化而为血，以养生身，莫贵于此。故独得行于经，随命曰营气。下焦者，别回肠，注于膀胱而渗入焉。故水谷者，常并居于胃中，成糟粕而俱下于大小肠，而成下焦，渗而俱下，济泌别汁，循下焦而渗入膀胱焉。谢氏曰：详《灵枢》本文，则三焦有名无形，尤可见矣。古益袁氏曰：所谓三焦者，于膈膜脂膏之内，五脏五腑之隙，水谷流化之关，其气融会于其间，熏蒸膈膜，发达皮层、分肉，运行四旁，曰上中下，各随所属部分而名之，实元气之别使也。是故虽无其形，倚内外之形而得名；虽无其实，合内外之实而为位者也。愚按，"其府在气街"一句，疑错简或衍。三焦自属诸腑，其经为手少阳，与手心主配，且各有治所，不应又有腑也。

【点评】滑注三焦从火腐物，其所禀、所生元气与胃气，并引《灵枢》诸章文献，显见其欲沟通《内》《难》三焦义理，而又突出后者禀受元气以生、敷布元气为用，宣扬宋代三焦相火之说。其

① 此说可以张目。

实，《内》《难》三焦有同有异。就本难而言，"水谷之道路"同于三部三焦，经络三焦也是共通的。《难经》没有水道三焦；水谷之道路三焦也有区别，其中上焦是"主内而不出"与"宣五谷味"的差异；特别是"气之所终始"也有输布先天、后天之气的不同。概念差别如此之大，只能是两者各依据不同的经典源头，即"师承有别"。特别是《难经》三焦输布元气之说，被纳入"命门－元气－三焦"系统，成为中医先天系统理论，学术价值更高，临床意义更深刻。当然，滑氏提到的三焦相火之说，曾盛行于宋代，其后也有一定学术市场，可称三焦诸学说中的一派。

三十二难曰：五脏俱等，而心肺独在鬲上者何也？

然：心者血，肺者气，血为荣，气为卫，相随上下，谓之荣卫，通行经络，营周于外，故令心肺在鬲上也。

心荣肺卫，通行经络，营周于外，犹天道之运于上。鬲者，隔也。凡人心下有鬲膜，与脊胁周回相著，所以遮隔浊气，不使上熏于心肺也。^① 四明陈氏曰：此特言其位之高下耳。若以五脏德化论之，则尤有说焉。心肺既能以血气生育人身，则此身之父母也，以父母之尊，亦自然居于上矣。《内经》曰：鬲肓之上，中有父母。此之谓也。^②

【点评】滑氏以传统格物之法论述心肺位居鬲上之理，又引陈

---

① 自然之理。
② 文化之理。

氏以膈上尊位论心肺重要以辅之，均系中医取象类比大法。所谓"遮隔浊气，不使上熏于心肺"之说，更近乎自然。盖五脏者气化之器，心肺主血气以荣卫于身，主宰生命，有即刻死生之权，位于胸中尊崇之位，下有膈膜阻隔，以防在下秽浊上犯，亦属理之当然。这种物理论法，常被批评为"不科学"，其实蕴含着复杂科学的真义。临证中常见阳明有燥屎，秽浊之气上冲，出现神昏谵语，以承气下之愈的病例，就是这个道理。

三十三难曰：肝青象木，肺白象金。肝得水而沉，木得水而浮；肺得水而浮，金得水而沉。其意何也？

然：肝者，非为纯木也，乙角也，庚之柔。大言阴与阳，小言夫与妇。释其微阳，而吸其微阴之气，其意乐金，又行阴道多，故令肝得水而沉也。肺者，非为纯金也，辛商也，丙之柔。大言阴与阳，小言夫与妇。释其微阴，婚而就火，其意乐火，又行阳道多，故令肺得水而浮也。肺熟而复沉，肝熟而复浮者，何也？故知辛当归庚，乙当归甲也。有图

四明陈氏曰：肝属甲乙木，应角音而重浊。析而言之，则甲为木之阳，乙为木之阴；合而言之，则皆阳也。以其属少阳而位于人身之阴分，故为阴中之阳。夫阳者，必合阴，甲乙之阴阳，本自为配合，而乙与庚通，刚柔之道。乙乃合甲之微阳，而反乐金，故吸受庚金微阴之气，为之夫妇，木之性本浮，以其受金之气而居阴道，故得水而沉也。及熟之，则所受金之气去，乙复归之甲，而木之本体自然还浮也。肺属庚辛金，应商音而轻清，析而言之，则庚为金之阳，辛为金

之阴；合而言之，则皆阴也。以其属太阴而位于人身之阳分，故为阳中之阴。夫阴者必合阳，庚辛之阴阳，本自为配合，而辛与丙通，刚柔之道，辛乃合庚之微阴，而反乐夫火，故就丙火之阳，为之夫妇，金之性本沉，以其受火之气炎上而居阳道，故得水而浮也。及熟之，则所受火之气乃去，辛复归之庚，而金之本体自然还沉也。古益袁氏曰：肝为阴木，乙也；肺为阴金，辛也。角商各其音也。乙与庚合，丙与辛合，犹夫妇也，故皆暂舍其本性，而随夫之气，习以见阴阳相感之义焉。况肝位鬲下，肺居鬲上，上阳下阴，所行之道性随而分，故木浮而反肖金之沈，金沈而反肖火之上行而浮也。凡物极则反，及其经制化变革，则归根复命焉。是以肝肺熟而各肖其木金之本性矣。纪氏曰：肝为阴中之阳，阴性尚多，不随于木，故得水而沉也；肺为阳中之阴，阳性尚多，不随于金，故得水而浮也。此乃言其大者耳。若言其小，则乙庚丙辛夫妇之道也，乃其熟而沉浮反者，各归所属，见其本性故也。周氏曰：肝畜血。血，阴也，多血少气，体凝中窒，虽有脉络内经，非玲珑空虚之比，故得水而沉也。及其熟也，濡而润者转为干燥，凝而窒者变为通虚，宜其浮也。肺主气，气阳也，多气少血，体四垂而轻泛，孔窍玲珑，脉络旁达，故得水而浮也。熟则体皆揪敛，孔窍窒实，轻舒者变而紧缩，宜其沉也。斯物理之当然，与五行造化默相符合耳。谢氏曰：此因物之性而推其理也。愚谓肝为阳，阴中之阳也，阴性尚多，故曰微阳。其居在下，行阴道也。肺为阴，阳中之阴也，阳性尚多，故曰微阴。其居在上，行阳道也。熟则无所乐而反其本矣，何也？物熟而相交之气散也。

【点评】滑氏引证多家议论以明其道，不外格物明理，终归"援物比类"之法。其中，无生之物原理简单，有生之物原理复杂，因此需要极尽繁复之思以明其神妙。故此，本难用阴阳之中复有阴阳、五行之中复有五行之理来解释生命现象，读者当会其义，不可拘泥机械比附。当今有"简单科学"与"复杂科学"之说，生命之道显然是复杂科学，故有研究中国古代哲学的学者认为精气、阴阳、五行等传统哲学，具有"一元两面多维多层次"的方法学内涵，用以分析生命机理与规律方面，蕴含有可观的前景。

三十四难曰：五脏各有声色臭味 皆可晓知以不？

然：《十变》言，肝色青，其臭臊，其味酸，其声呼，其液泣。心色赤，其臭焦，其味苦，其声言，其液汗。脾色黄，其臭香，其味甘，其声歌，其液涎。肺色白，其臭腥，其味辛，其声哭，其液涕。肾色黑，其臭腐，其味咸，其声呻，其液唾。是五脏声色臭味也。有图

此五脏之用也。声色臭味，下欠"液"字。肝色青，臭臊，木化也。呼，出木也。味酸，曲直作酸也。液泣，通乎目也。心色赤，臭焦，火化也。言，扬火也。味苦，炎上作苦也。液汗，心主血，汗为血之属也。脾色黄，臭香，土化也，歌，缓土也，一云脾神好乐，故其声主歌。味甘，稼穑作甘也。液涎，通乎口也。肺色白，臭腥，金化也。哭，惨金也。味辛，从革作辛也。液涕，通乎鼻也。肾色黑，臭腐，水化也。呻，吟诵也，象水之声。味咸，润下作咸也。液唾，水之属也。四明陈氏曰：肾位远，非伸之则气不得及于息，故声之呻者，自肾出也。然肺主声，肝主色，心主臭，脾主味，肾主液，五脏错综互相有之，故云十变也。

五脏有七神，各何所藏耶？

然：脏者，人之神气所舍藏也，故肝藏魂，肺藏魄，心藏神，脾藏意与智，肾藏精与志也。

脏者，藏也，人之神气藏于内焉。魂者，神明之辅弼也，随神往来谓之魂。魄者，精气之匡佐也，并精而出入者谓之魄。神者，精气之化成也，两精相薄谓之神。脾主思，故藏意与智。肾者作强之官，伎巧出焉，故藏精与志也。此因五脏之用，而言五脏之神。是故五用著于外，七神蕴于内也。

【点评】滑注此难，以声色臭味液为五脏之用，因五脏之用而言五脏之神，并云"五用著于外，七神蕴于内"，值得商榷。五脏各主声色臭味液之一隅，通过发挥各自功用，合而成生理自然之象。精神是生命的最高级现象，虽五脏各有所主，然却属五脏所共主。上述二者，云有内有外，未尝不可，但说二者的联系有直接内外相因关系则实属勉强。盖声色臭味液不由精神所主也。此外，对于五脏主七神，特别是神、魂、魄概念及其与心肝肾关系，滑注也有顺文敷衍之嫌，颇为可惜。

三十五难曰：五脏各有所，腑皆相近，而心肺独去大肠小肠远者，何也？

然：经言心荣、肺卫，通行阳气，故居在上；大肠、小肠，传阴气而下，故居在下，所以相去而远也。

心荣、肺卫，行阳气而居上；大肠、小肠，传阴气而居下，不得不相远也。

又，诸腑者皆阳也，清净之处，今大肠、小肠、胃与膀胱，皆受不净，其意何也？

又问：诸腑既皆阳也，则当为清净之处，何故大肠、小肠、胃与膀胱，皆受不净耶？

然：诸腑者，谓是，非也。经言小肠者，受盛之府也；大肠者，传写行道之府也；胆者，清净之府也；胃者，水谷之府也；膀胱者，津液之府也。一府犹无两名，故知非也。

小肠者心之腑，大肠者肺之腑，胆者肝之腑，胃者脾之腑，膀胱者肾之腑。

谓诸腑为清净之处者，其说非也。今大肠、小肠、胃与膀胱，各有受任，则非阳之清净矣。各为五脏之腑，固不得而两名也。盖诸腑体为阳，而用则阴，经所谓浊阴归六腑是也。云诸腑皆阳、清净之处，唯胆足以当之。

小肠谓赤肠，大肠谓白肠，胆者谓青肠，胃者谓黄肠，膀胱者谓黑肠，下焦之所治也。

此以五脏之色，分别五腑，而皆以肠名之也。"下焦所治"一句，属膀胱，谓膀胱当下焦所治，主分别清浊也。

【点评】本难讨论腑的功能与属性，包括腑属阳而泻水谷化物、脏腑相合等问题，滑注亦简要平正。

三十六难曰：脏各有一耳，肾独有两者，何也？

然：肾两者，非皆肾也，其左者为肾，右者为命门。命门者，诸神精之所舍，原气之所系也。男子以藏精，女子以系胞，故知肾有一也。

肾之有两者，以左者为肾，右者为命门也。男子于此而藏精，受五脏六腑之精而藏之也；女子于此而系胞，是得精而能施化，胞则受胎之所也。原气，谓齐下肾间动气，人之生命，十二经之根本也。此篇言非皆肾也，三十九难亦言左为肾、右为命门，而又云其气与肾通，是肾之两者，其实则一尔。故项氏家说，引沙随程可久曰：北方常配二物，故惟坎加习，于物为龟、为蛇，于方为朔、为北，于大玄为罔、为冥。《难经》曰脏有一而肾独两，此之谓也。

此通三十八、三十九难诸篇，前后参考，其义乃尽。

【点评】滑注本难，点评之处有三：其一，将本难原气与八难肾间动气联系起来，明确原气即脐下肾间动气，确立了原气的来源、功能作用与特点，可引导读者深入理解经义。其二，认为肾与命门，名虽为二，其实则一，并引项氏家一物两分、两说为佐证。这种认识辜负了祖典的良苦用心，只视其表不究其里。如若肾命为一，何必赘言"其气与肾通"？因而两者不当是无差别的等列关系，而是另出新义，滑氏未予深究也。其三，命门是《难经》借名而推出的新概念。《内经》有命门之名，但却是太阳经之标或结，即指眼睛。然而在《难经》，命门则成为至尊至要之脏器。本难明确指出，命门乃"诸神精之所舍，原气之所系，男子以藏精，女子以系胞"，再结合八难、六十六难所述，可知命门是人生命之先天本源，藏舍元精、元气、元神，由此而生后天之人体及其生命活动，同时又是男藏精、女系胞之根本，主持男女性生殖活动。这些在《内经》归之于肾，却概而未论，在《难经》则专属命门。由此，《难经》命门概念从《内经》肾理论中升华而出，为中医先天专论开了先河。《难经》此义，乃中医学术史上的创举，宋之后医家多有辨析议论，而滑注虽也能循文解字，却未在肾命真义上揭示一二，是可惜之处。

三十七难曰： 五脏之气，于何发起，通于何许，可晓以不？

然：五脏者，当上关于九窍也。故肺气通于鼻，鼻和则知香臭矣；肝气通于目，目和则知黑白矣；脾气通于口，口和则知谷味矣；心气通于舌，舌和则知五味矣；肾气通于耳，耳和则知五音矣。

谢氏曰：本篇问五脏之气于何发起，通于何许，答文止言五脏通九窍之义，而不及五脏之发起，恐有缺文。愚按：五脏发起，当知二十三难流注之说；上关九窍，《灵枢》作七窍者是。下同。

五脏不和，则九窍不通；六腑不和，则留结为痈。

此二句，结上起下之辞。五脏，阴也，阴不和，则病于内；六腑，阳也，阳不和，则病于外。

邪在六腑，则阳脉不和，阳脉不和则气留之，气留之则阳脉盛矣；邪在五脏，则阴脉不和，阴脉不和则血留之，血留之则阴脉盛矣。阴气太盛，则阳气不得相营也，故曰格；阳气太盛，则阴气不得相营也，故曰关。阴阳俱盛不得相营也，故曰关格。关格者，不得尽其命而死矣。

此与《灵枢》十七篇文大同小异。

或云二十八难"其受邪气畜则肿热砭射之也"十二字，当为此章之结语。盖阴阳之气，太盛而至于关格者，必死。若但受邪气，畜则宜砭射之。其者，指物之辞，因上文六腑不和及邪在六腑而言之也。

经言气独行于五脏，不营于六腑者，何也？

然：夫气之所行也，如水之流，不得息也。故阴脉营于五脏，阳脉营于六腑，如环无端，莫知其纪，终而复始。其不覆溢，人气内温于脏腑，外濡于腠理。

此因上章"营"字之意而推及之也，亦与《灵枢》十七篇文大同小异。所谓气独行于五脏，不营于六腑者，非不营于六腑也，谓在阴经则营于五脏，在阳经则营于六腑。脉气周流，如环无端，则无关格覆溢之患。而人之气内得以温于脏腑，外得以濡于腠理矣。

四明陈氏曰：腑有邪则阳脉盛，脏有邪则阴脉盛，阴脉盛者阴气关于下，阳脉盛者阳气格于上，然而未至于死。阴阳俱盛，则既关且格。格则吐而食不下，关则二阴闭，不得大小便而死矣。脏腑气和而相营，阴不覆，阳不溢，又何关格之有？

【点评】本难文字零乱，与《灵枢·脉度》有部分相近而其中又多所不同；章内段落，不能相属，彼此难以贯通；首问五脏之气起止循行，答辞内容却非所问。因而历代注家争论较大。滑氏之于本难，随文附注，失于察究；所引陈氏关格之说，以证候关格混淆脉象关格，与关格覆溢相左。

三十八难曰：脏唯有五，腑独有六者，何也？

然：所以腑有六者，谓三焦也，有原气之别焉，主持诸气，有名而无形。其经属手少阳，此外腑也。故言腑有六焉。

三焦主持诸气，为原气别使者，以原气赖其导引，潜行默运于一身之中，无或间断也。① 外腑，指其经为手少阳而言。盖三焦外有经而内无形，故云。详见六十六难。

【点评】滑注三焦"别使"之义，为导引元气敷布全身，揭示了《难经》三焦概念的新涵义。盖《内经》三焦，为水道、为经脉、为脏腑三部，而《难经》此义则因元气而生，即所谓"三焦之原"；以导引元气为功，即"元气别使"；遍布全身，深入脏腑、经脉、组织、器官，分部上中下，即后世所谓"气化场所"。是故三焦之名有所着落，合天地三才也；"无形"之说亦可成理，合古典"大象无形"也（《道德经》）。然其要者在于通达元气，概括上中下三部气化之机栝，乃中医先天理论的重要内容。

---

① 此语参透三焦内涵，可赞为《难经》功臣。

三十九难曰：经言腑有五，脏有六者，何也？

然：六腑者，正有五腑也。五脏，亦有六脏者，谓肾有两脏也。其左为肾，右为命门。命门者，精神之所舍也，男子以藏精，女子以系胞，其气与肾通，故言脏有六也。

腑有五者，何也？

然：五脏各一腑，三焦亦是一腑，然不属于五脏，故言有五焉。

前篇言脏有五，腑有六，此言腑有五，脏有六者，以肾之有两也。肾之两，虽有左右命门之分，其气相通，实皆肾而已。腑有五者，以三焦配合手心主也。合诸篇而观之，谓五脏六腑可也，五脏五脏亦可也，六脏六腑亦可也。

【点评】滑注就脏腑数目作解，此枝叶末节，无所发明。

四十难曰：经言肝主色，心主臭，脾主味，肺主声，肾主液。鼻者，肺之候，而反知香臭；耳者，肾之候，而反闻声，其意何也？

然：肺者，西方金也，金生于巳，巳者南方火，火者心，心主臭，故令鼻知香臭。肾者，北方水也，水生于申，申者西方金，金者肺，肺主声，故令耳闻声。

四明陈氏曰：臭者心所主，鼻者肺之窍，心之脉上肺，故令鼻能知香臭也。耳者肾之窍，声者肺所主，肾之脉上肺，故令耳能闻声也。愚按越人此说，盖以五行相生之理而言，且见其相因而为用也。

【点评】本难讨论鼻、耳功能与其属脏所主不相符合的原因，滑氏引陈氏经脉之说，而其本人则解以五行相生之理。依中医传统论证法则，并结合临床，陈说较为牵强，当以滑注为正。

四十一难曰：肝独有两叶，以何应也？

然：肝者，东方木也，木者春也，万物始生，其尚幼小，意无所亲，去太阴尚近，离太阳不远，犹有两心，故有两叶，亦应木叶也。

四明陈氏曰：五脏之相生，母子之道也，故肾为肝之母，属阴中之太阴，心为肝之子，属阳中之太阳。肝之位，切近乎肾，亦不远乎心也。愚谓肝有两叶，应东方之木，木者春也，万物始生，草木甲折两叶之义也。越人偶有见于此，而立为论说，不必然，不必不然也。其曰太阴、太阳，固不必指藏气及月令而言，但隆冬为阴之极，首夏为阳之盛，谓之太阴、太阳，无不可也。凡读书要须融活，不可滞泥，先儒所谓以意逆志，是谓得之，信矣！后篇谓肝左三叶，右四叶，此云两叶，总其大者尔。①

【点评】本难以取象类比的方法论证肝的功能特性。滑注虽引陈氏母子之说，却特别提出肝两叶只是一种物象，它与下篇所说"肝左三叶，右四叶"其实一致，重要的是领会借两叶二心之象，说明其时空定位于太阴、太阳之间，从而以其"幼小"应春主生属少阳之性。有不少读者，甚至有的注家，纠缠于肝之左右叶数

---

① 读书辨理，宜融活而忌泥滞，此儒家治学功夫。

及太阴太阳实指，故滑氏告诫读书辨理之法，用心良苦也。

四十二难曰：人肠胃长短，受水谷多少，各几何？

然：胃大一尺五寸，径五寸，长二尺六寸，横屈受水谷三斗五升，其中常留句谷二斗，水一斗五升。小肠大二寸半，径八分分之少半，长三丈二尺，受谷二斗四升，水六升三合合之大半。回肠大四寸，径一寸半，长二丈一尺，受谷一斗，水七升半。广肠大八寸，径二寸半，长二尺八寸，受谷九升三合八分合之一。故肠胃凡长五丈八尺四寸，合受水谷八斗七升六合八分合之一。此肠胃长短，受水谷之数也。

回肠即太肠、广肠、肛门之总称也。

肝重二斤四两，左三叶，右四叶，凡七叶，主藏魂。心重十二两，中有七孔三毛，盛精汗三合，主藏神。脾重二斤三两，扁广三寸长五寸，有散膏半斤，主裹血，温五脏，主藏意。肺重三斤三两，六叶两耳凡八叶，主藏魄。肾有两枚，重一斤一两，主藏志。胆在肝之短叶间，重三两三铢，盛精汗三合。胃重二斤一两，纡曲屈伸长二尺六寸，大一尺五寸，径五寸，盛谷二斗，水一斗五升。小肠重二斤十四两，长三丈二尺，广二寸半，径八分分之少半，左回迭积十六曲，盛谷二斗四升，水六升三合合之太半。大肠重二斤十二两，长二丈一尺，广四寸，径一寸，当齐右回十六曲，盛谷一斗，水七升半。膀胱重九两二铢，纵广九寸，盛溺九升九合。口广二寸半，唇至齿长九分，齿以后至会厌深三寸半，大容五合。舌重十两，长七寸，广二寸半。咽门重十二两，广二寸半，至胃长一尺六寸。喉咙重十二两，广二寸，长一尺二寸，九节。肛门重十二两，大八寸，径二寸大半，长二尺八寸，受谷九升三合八分合之一。

此篇之义，《灵枢》三十一、三十二篇皆有之，越人并为一篇，而后段增入五脏轻重、所盛、所藏，虽觉前后重复，不害其为丁宁也。但其间受盛之数，各不相同，然非大义之所关。姑阙之，以俟知者。

【点评】本篇是人体解剖文献，对比《灵枢》相关篇章，本难所增内容及不一致之处，滑氏采取了学术大度、存疑探求态度，其学风值得肯定。

四十三难曰：人不食饮七日而死者，何也？

然：人胃中当有留谷二斗，水一斗五升，故平人日再至圊，一行二升，半日中五升，七日五七三斗五升，而水谷尽矣。故平人不食饮七日而死者，水谷津液俱尽，即死矣。

此篇与《灵枢》三十篇文大同小异。平人胃满则肠虚，肠满则胃虚，更虚更满，故气得上下，五脏安定，血脉和利，精神乃居。故神者，水谷之精气也。平人不食饮七日而死者，水谷津液皆尽也。故曰水去则荣散，谷消则卫亡，荣散卫亡，神无所依，此之谓也。

【点评】滑注本难突出了两点，一是引《素问·五脏别论》胃肠交替充实、排空，才使水谷得化之理；二是提出不食饮七日而死，乃水谷耗尽，荣卫化生无源，神失所依，故而丧命。通过注释，使医理得以深化，读者得受启迪，乃注经之不二法门。

四十四难曰：七冲门何在？

然：唇为飞门，齿为户门，会厌为吸门，胃为贲门，太仓下口为幽门，大肠小肠会为阑门，下极为魄门。故曰七冲门也。

冲，冲要之冲。会厌，谓咽嗌会合也。厌犹掩也，谓当咽物时，合掩喉咙，不使食物误入，以阻其气之虚吸出入也。^① 贲，与奔同言，物之所奔向也。太仓下口，胃之下口也，在脐上二寸，下脘之分。大肠小肠会，在脐上一寸水分穴。下极，肛门也，云魄门，亦取幽阴之义。

【点评】七冲门是消化道的七个关键部位，滑注冲为冲要，其义精准；对于诸门之解，也言简意赅，特别注会厌，掩阻食物进入气道，述义典要，以为范文可也。

四十五难曰：经言八会者何也？

---

① 此解有义。

然：腑会太仓，脏会季胁，筋会阳陵泉，髓会绝骨，血会鬲俞，骨会大杼，脉会太渊，气会三焦外——筋直两乳内也。热病在内者，取其会之气穴也。

太仓一名中脘，在齐上四寸，六腑取禀于胃，故为腑会。季胁，章门穴也，在大横外直齐季肋端，为脾之募，五脏取禀于脾，故为脏会。足少阳之筋结于膝外廉，阳陵泉也，在膝下一寸外廉陷中。又胆与肝为配，肝者筋之合，故为筋会。绝骨，一名阳辅，在足外踝上四寸辅骨前，绝骨端如前三分，诸髓皆属于骨，故为髓会。鬲俞在背第七椎下，去脊两旁各一寸半，足太阳脉气所发也，太阳多血，又血乃水之象，故为血会。大杼在项后第一椎下，去脊两旁各一寸半。太渊在掌后陷中动脉，即所谓寸口者，脉之大会也。气会三焦外一筋直两乳内，即膻中，为气海者也，在玉堂下一寸六分。热病在内者，各视其所属而取之会也。谢氏曰：三焦当作上焦。四明陈氏曰：髓会绝骨，髓属于肾，肾主骨，于足少阳无所关，脑为髓海，脑有枕骨穴，则当会枕骨，绝骨误也。血会鬲俞，血者心所统，肝所藏，鬲俞在七椎下两旁，上则心俞，下则肝俞，故为血会。骨会大杼，骨者髓所养，髓自脑下注于大杼，大杼渗入脊心，下贯尾骨丘，渗诸骨节，故骨之气皆会于此。亦通。古益袁氏曰：人能健步，以髓会绝骨也。肩能任重，以骨会大杼也。

【点评】滑注及其所引诸家解释髓会、骨会、血会，均较勉强；而注气会三焦即膻中一句，文字较乱，此气当宗气可也。

四十六难曰：老人卧而不寐，少壮寐而不寤者，何也？

然：经言少壮者，血气盛，肌肉滑，气道通，荣卫之行不失于常，故昼日精，夜不寤也。老人血气衰，肌肉不滑，荣卫之道涩，故昼日不能精，夜不得寐也。故知老人不得寐也。

老人之寤而不寐，少壮之寐而不寤，系乎荣卫血气之有余不足也①，与《灵枢》十八篇同。

四十七难曰：人面独能耐寒者何也？

然：人头者，诸阳之会也。诸阴脉皆至颈胸中而还，独诸阳脉皆上至头耳，故令面耐寒也。

《灵枢》第四篇曰：首面与身形也，属骨连筋，同血合于气耳。天寒则裂地凌冰，其卒寒，或手足懈惰，然而其面不衣，何也？岐伯曰：十二经脉、三百六十五络，其血气皆上于面而走空窍；其精阳气上走于目而为睛；其别气走于耳而为听；其宗气上出于鼻而为臭；其浊气出于胃走唇口而为味。其气之津液皆上熏于面，而皮又厚，其肉坚，故大热甚寒不能胜之也。愚按：手之三阳，从手上走至头；足之三阳，从头下走至足；手之三阴，从腹走至手，足之三阴，从足走入腹。此所以诸阴脉皆至颈胸中而还，独诸阳脉皆上至头耳也。

[点评]滑氏引《内经》文以证手足三阳经皆走头面而为诸阳之会，可为以经证经之典例。

四十八难曰：人有三虚三实，何谓也？

---

① 要言不烦，不必多说。

然：有脉之虚实，有病之虚实，有诊之虚实也。脉之虚实者，濡者为虚，紧牢者为实。病之虚实者，出者为虚，入者为实；言者为虚，不言者为实；缓者为虚，急者为实。诊之虚实者，濡者为虚，牢者为实；痒者为虚，痛者为实；外痛内快为外实内虚，内痛外快为内实外虚。故曰虚实也。

濡者为虚，紧牢者为实，此脉之虚实也。出者为虚，是五脏自病，由内而之外，东垣家所谓内伤是也。入者为实，是五邪所伤，由外而之内，东垣家所谓外伤①是也。言者为虚，以五脏自病，不由外邪，故惺惺而不妨于言也。不言者为实，以人之邪气内郁，故昏乱而不言也。缓者为虚，缓，不急也，言内之出者，徐徐而迟，非一朝一夕之病也。急者为实，言外邪所中，风寒温热等病，死生在五六日之间也。此病之虚实也。诊，按也，候也，按其外而知之，非诊脉之诊也。"濡者为虚，牢者为实"，《脉经》无此二句，谢氏以为衍文，杨氏谓：按之皮肉柔濡者为虚，牢强者为实。然则有亦无害。夫按病者之处，所知痛者为实，则知不痛而痒者，则知不痛者非实矣。又知外痛内快为邪盛之在外，内痛外快为邪盛之在内矣。大抵邪气盛则实，精气夺则虚，此诊之虚实也。

【点评】滑氏具体解释了本难三虚三实，并明确此三者均系诊法内容。此外，滑注还特别从外感、内伤立意解释脉之虚实、证之虚实，有纲目之义；将诊之虚实解释为按触诊法，临证更易

---

① 外伤：即外感。下文"外邪所中"亦同。

操作。

四十九难曰：有正经自病，有五邪所伤，何以
别之？

然：忧愁思虑则伤心；形寒饮冷则伤肺；恚怒气
逆，上而不下则伤肝；饮食劳倦则伤脾；久坐湿地，强
力入水则伤肾。是正经之自病也。

心主思虑，君主之官也，故忧愁思虑则伤心。肺主皮毛而在上，
是为嫩脏①，故形寒饮冷则伤肺。肝主怒，怒则伤肝。脾主饮食及四
肢，故饮食劳倦则伤脾。肾主骨而属水，故用力作强，坐湿入水则伤
肾。凡此，盖忧思、恚怒、饮食、动作之过，而致然也。夫忧思、恚
怒、饮食、动作，人之所不能无者，发而中节，乌能为害？过则伤人
必矣。故善养生者，去泰去甚，适其中而已。昧者拘焉，乃欲一切拒
绝之，岂理也哉！②

此与《灵枢》第四篇文，大同小异。但伤脾一节，作"若醉入房，
汗出当风则伤脾"不同尔。谢氏曰：饮食劳倦，自是二事。饮食得者，
饥饱失时；劳倦者，劳形力而致倦怠也。此本经自病。入水亦从外得
之也，何为正经自病？曰此非天之六淫也。

何谓五邪？

然：有中风，有伤暑，有饮食劳倦，有伤寒，有中
湿。此之谓五邪。

———————

① 嫩脏：同"娇脏"。

② 至理名言！

风，木也，喜①伤肝。暑，火也，喜伤心。土爰稼穑，脾主四肢，故饮食劳倦喜伤脾。寒，金气也，喜伤肺，左氏传狐突云：金，寒是也。湿，水也，喜伤肾，雾雨蒸气之类也。此五者，邪由外至，所谓外伤者也。谢氏曰：脾胃，正经之病得之劳倦，五邪之伤得之饮食。②

假令心病，何以知中风得之？

然：其色当赤。何以言之？肝主色，自入为青，入心为赤，入脾为黄，入肺为白，入肾为黑。肝为心邪，故知当赤色。其病身热，胁下满痛，其脉浮大而弦。

此以心经一部，设假令而发其例也。肝主色，肝为心邪，故色赤。身热、脉浮大，心也。胁痛、脉弦，肝也。

何以知伤暑得之？

然：当恶臭。何以言之？心主臭，自入为焦臭，入脾为香臭，入肝为臊臭，入肾为腐臭，入肺为腥臭。故知心病，伤暑得之当恶臭。其病身热而烦、心痛，其脉浮大而散。

心主臭，心伤暑而自病，故恶臭，而症状、脉诊，皆属于心也。

何以知饮食劳倦得之？

---

① 喜：此非七情之喜，乃喜爱、容易之意。下同。
② 随心之解。

然：当喜苦味也。虚为不欲食，实为欲食。何以言之？脾主味，入肝为酸，入心为苦，入肺为辛，入肾为咸，自入为甘，故知脾邪入心，为喜苦味也。其病身热而体重嗜卧，四肢不收，其脉浮大而缓。

脾主味，脾为心邪，故喜苦味。身热、脉浮大，心也。体重嗜卧、四支不收、脉缓，脾也。"虚为不欲食，实为欲食"二句，于上下文无所发，疑错简衍文也。

何以知伤寒得之？

然：当谵言妄语。何以言之？肺主声，入肝为呼，入心为言，入脾为歌，入肾为呻，自入为哭。故知肺邪入心为谵言妄语也。其病身热、洒洒恶寒，甚则喘咳，其脉浮大而涩。

肺主声，肺为心邪，故谵言妄语。身热、脉浮大，心也。恶寒、喘咳、脉涩，肺也。

何以知中湿得之？

然：当喜汗出不可止。何以言之？肾主湿，入肝为泣，入心为汗，入脾为涎，入肺为涕，自入为唾。故知肾邪入心，为汗出不可止也。其病身热而小腹痛，足胫寒而逆，其脉沉濡而大。

此五邪之法也。

肾主湿，湿化五液。肾为心邪，故汗出不可止。身热、脉大，心也。小腹痛、足胫寒、脉沉濡，肾也。

凡阴阳腑脏、经络之气，虚实相等，正也。偏虚偏实，失其正也，失其正则为邪矣。① 此篇越人盖言阴阳、脏腑、经络之偏虚、偏实者也。由偏实也，故内邪得而生；由偏虚也，故外邪得而入。

【点评】本难述疾病的病因及其分类，滑氏的注解有两点值得关注。一是论《难经》病因学基础。他强调指出，疾病之所以产生，在于阴阳、脏腑、经络之失正而偏虚、偏实，究其失正之因，又在于人自身的忧思、恚怒、饮食、动作之过而致然。这与《内经》"生病起于过用"的理念是一致的。盖情志、饮食、劳作等，是人生命活动的基本内容，不可无，亦不可太过，过则为灾而伤脏腑、经络、气血而病，是谓病因。这种病因学观念更强调人体内因、强调人的生活方式，不但有其生命科学价值，也有现实意义。更可贵的是，他由此论及养生，并提出一个重要观点，就是情志、饮食、运动劳逸等"发而中节""去泰去甚，适其中"。既批评纵情嗜欲、过劳身心者，也告诫绝嗜欲、惰肢体者，均非善道，在养生实践中具有现实意义。二是他将《难经》的"正经自病""五邪所伤"看作是对病因的分类，认为前者是阴阳、脏腑、经络之偏实而生内邪，此内伤之证；后者是阴阳、脏腑、经络之偏虚而外邪得入，此外伤（外感）之证。这种内伤、外感的病因分类法沿用了《内经》病因分类的学术传统，并在《难经》得到新的论证。

---

① 此讲医道之文理，不可轻易滑过，宜着意思考。

此外，正经自病中有"饮食劳倦则伤脾"，是《难经》所独有，但五邪所伤中亦有饮食劳倦，对此，滑氏仅以"土爰稼穑，脾主四肢，故饮食劳倦喜伤脾"轻轻滑过，解释不能令人满意，其引谢氏"正经之病得之劳倦，五邪之伤得之饮食"，如何说得圆满？

五十难曰：病有虚邪，有实邪，有贼邪，有微邪，有正邪，何以别之？

然：从后来者，为虚邪；从前来者，为实邪；从所不胜来者，为贼邪；从所胜来者，为微邪；自病者为正邪。有图

五行之道，生我者体，其气虚也，居吾之后而来为邪，故曰虚邪。我生者相，气方实也，居吾之前而来为邪，故曰实邪。正邪，则本经自病者也。

何以言之？假令心病，中风得之为虚邪，伤暑得之为正邪，饮食劳倦得之为实邪，伤寒得之为微邪，中湿得之为贼邪。

假心为例，以发明上文之义。中风为虚邪，从后而来，火前水后也。伤暑为正邪，火自病也。饮食劳倦为实邪，从前而来，土前火后也。伤寒为微邪，从所胜而来，火胜金也。中湿为贼邪，从所不胜而来，水克火也。与上篇互相发，宜通考之。

【点评】滑氏指出，本难所谓虚、实、贼、微、正诸名，是以五行生克乘侮法则对上篇五邪性质及其致病特点的概括与表述，

文字虽简，但要言不繁，正是儒家注疏笔法。然若求其完美，当与《内经》相关名称作一比较，以示区别，更好。

五十一难曰：病有欲得温者，有欲得寒者，有欲得见人者，有不欲得见人者，而各不同。病在何脏腑也？

然：病欲得寒，而欲见人者，病在腑也；病欲得温，而不欲见人者，病在脏也。何以言之？腑者阳也，阳病欲得寒，又欲见人；脏者阴也，阴病欲得温，又欲闭户独处，恶闻人声。故以别知脏腑之病也。

纪氏曰：腑为阳，阳病则热有余而寒不足，故饮食、衣服、居处皆欲就寒也。阳主动而应乎外，故欲得见人。脏为阴，阴病则寒有余而热不足，故饮食、衣服、居处皆欲就温也。阴主静而应乎内，故欲闭户独处而恶闻人声也。

【点评】患者临证好恶，因其能反映阴阳脏腑病变的性质，常被用作诊察依据。滑注引纪氏之语，说明此理，是尊重前贤研究成果。

五十二难曰：腑脏发病，根本等不？

然：不等也。

其不等奈何？

然：脏病者，止而不移，其病不离其处；腑病者，仿佛贲向，上下行流，居处无常，故以此知脏腑根本不同也。

丁氏曰：脏为阴，阴主静，故止而不移；腑为阳，阳主动，故上下流行，居处无常也。与五十五难文义互相发。

【点评】滑氏引丁注以明己意，特又指出与五十五难互参，以引导读者深入思考，则脏腑病证有病位深浅、病程长短、病性阴阳诸差异。此乃不失为一种有效的经典注疏方式。

五十三难曰： 经言七传者死，间脏者生，何谓也？

然：七传者，传其所胜也。间脏者，传其子也。何以言之？假令心病传肺，肺传肝，肝传脾，脾传肾，肾传心。一脏不再伤，故言七传者死也。有图

纪氏曰：心火传肺金，肺金传肝木，肝木传脾土，脾土传肾水，肾水传心火。心火受水之传，一也；肺金复受火之传，再也。自心而始，以次相传，至肺之再，是七传也。故七传死者，一脏不受再伤也。

假令心病传脾，脾传肺，肺传肾，肾传肝，肝传心，是子母相传，竟而复始，如环无端，故曰生也。

吕氏曰：间脏者，间其所胜之脏而相传也。心胜肺，脾间之；脾胜肾，肺间之；肺胜肝，肾间之；肾胜心，肝间之；肝胜脾，心间之。此谓传其所生也。

按：《素问·标本病传论》曰：谨察间甚，以意调之，间者并行，甚者独行。盖并者，并也，相并而传，传其所间，如吕氏之说是。独者，特也，特传其所胜，如纪氏之说是也。越人之义，盖本诸此，详

见本篇，及《灵枢》四十二篇。但二经之义，则以五脏与胃、膀胱七者相传，发其例，而其篇题皆以病传为名。今越人则以七传、间脏之目，推明二经，假心为例，以见病之相传。若传所胜，至一脏再伤则死，若间其所胜，是子母相传则生也。尤简而明。

【点评】本难注释重点在次传与间脏传，其实质是相克而传和相生而传。滑氏引纪氏与吕氏已经说清，唯其所"按"对《素问·标本病传论》"间甚""并行""独行"的解释令人难以理解。该段经文，无论文义、医理，其意皆论疾病标本诊治。间甚者，病情缓急轻重也；并行、独行者则谓单治其标其本，而或标本同治兼顾。滑氏失察，混病证轻缓之间为病传间脏之间，以致误判。此外，滑氏以《灵枢·病传》五脏与胃、膀胱七种脏腑病传之数，合七传之名，亦难以服人，当别证另考。

五十四难曰：脏病难治，腑病易治，何谓也？

然：脏病所以难治者，传其所胜也；腑病易治者，传其子也。与七传、间脏同法也。

四明陈氏曰：五脏者，七神内守则邪之微者不易传，若大气之入，则神亦失守而病深，故病难治，亦或至于死矣。六腑为转输传化者，其气常通，况胆又清净之处，虽邪入之，终难深留，故腑病易治也。[①]愚按以越人之意推之，则脏病难治者，以传其所胜也；腑病易治者，以传其所生也。虽然，此特各举其一偏而言尔。若脏病传其所生，亦易治；腑病传其所胜，亦难治也。故庞安常云：世之医书，惟

---

① 陈氏论因腑主传输，邪难深留，故易治。此论颇有见地。

扁鹊之言为深，所谓难经者也。越人寓术于其书而言之，有不详者，使后人自求之欤？今以此篇详之，庞氏可谓得越人之心者矣。

【点评】滑氏引陈氏以证脏腑疾病治疗难易之理，固可为法，而其论读经之法也值得思味。盖脏病以传其所胜为难治，传其所生为易治，此前章之义。而本难又论传所胜为脏病难治、传所生为腑病易治的理由，可见疾病治疗难易主要在传所生、传所胜，故滑氏引庞安常语，教人读经举一反三之活法，切不可泥古不化、死于句下。

五十五难曰：病有积、有聚，何以别之？

然：积者，阴气也；聚者，阳气也。故阴沉而伏，阳浮而动。气之所积名曰积，气之所聚名曰聚。故积者，五脏所生；聚者，六腑所成也。积者，阴气也，其始发有常处，其痛不离其部，上下有所终始，左右有所穷处；聚者，阳气也，其始发无根本，上下无所留止，其痛无常处，谓之聚。故以是别知积聚也。

积者，五脏所生，五脏属阴，阴主静，故其病沉伏而不离其处；聚者，六腑所成，六腑属阳，阳主动，故其病浮动而无所留止也。杨氏曰：积，蓄也，言血脉不行，蓄积而成病也。周仲立曰：阴沉而伏，初亦未觉，渐以滋长，日积月累是也；聚者，病之所在，与血气偶然邂逅，故无处也。与五十二难意同。

【点评】滑注本难，顺文释义，总不离阴阳、动静、久暂等相对之理，尚未及有形无形、气分血分、气聚痰结等病机，故于临证指导仍有所不逮。

五十六难曰：五脏之积，各有名乎？以何月何日得之？

然：肝之积，名曰肥气，在左胁下，如覆杯，有头足，久不愈令人发咳逆、疟疟，连岁不已，以季夏戊己日得之。何以言之？肺病传于肝，肝当传脾，脾季夏适王，王者不受邪，肝复欲还肺，肺不肯受，故留结为积。故知肥气以季夏戊己日得之。

肥之言盛也，有头足者，有大小本末也。咳逆者，足厥阴之别，贯膈上注肺，肝病故胸中咳而逆也。二日一发为疟疟。《内经》五脏皆有疟，此在肝为风疟也。抑以疟为寒热病，多属少阳，肝与之为表里，故云左胁肝之部也。

心之积名曰伏梁，起齐上，大如臂，上至心下，久不愈，令人病烦心，以秋庚辛日得之。何以言之？肾病传心，心当传肺，肺以秋适王，王者不受邪，心欲复还，肾不肯受，故留结为积。故知伏梁以秋庚辛日得之。

伏梁，伏而不动，如梁木然。

脾之积，名曰痞气，在胃脘，覆大如盘，久不愈，令人四肢不收，发黄疸，饮食不为肌肤，以冬壬癸日得之。何以言之？肝病传脾，脾当传肾，肾以冬适王，王者不受邪，脾复欲还肝，肝不肯受，故留结为积。故知痞气以冬壬癸日得之。

痞气，痞塞而不通也。疸病，发黄也，湿热为疸。

肺之积，名曰息贲，在右胁下，覆大如杯，久不已，令人洒淅寒热，喘咳，发肺壅，以春甲乙日得之。何以言？心病传肺，肺当传肝，肝以春适王，王者不受邪，肺复欲还心，心不肯受，故留结为积。故知息贲以春甲乙日得之。

息贲，或息或贲也。右胁，肺之部，肺主皮毛，故洒淅寒热。或谓脏病止而不移，今肺积或息或贲，何也？然或息或贲，若居处无常，如腑病也，特以肺主气，故其病有时而动息尔。肾亦主气，故贲豚亦然。

肾之积，名曰贲豚。发于少腹，上至心下，若豚状，或上或下无时。久不已，令人喘逆，骨痿少气，以夏丙丁日得之。何以言之？脾病传肾，肾当传心，心以夏适王，王者不受邪，肾复欲还脾，脾不肯受，故留结为积。故知贲豚以夏丙丁日得之。

此五积之法也。

贲豚，言若豚之贲突不常定也。豚性躁，故以名之。令人喘逆者，足少阴之支，从肺出，络心，注胸中故也。

此难，但言脏病而不言腑病者，纪氏谓以其发无常处也。杨氏谓六腑亦相传，行如五脏之传也。

或问天下之物理，有感有传。感者，情也。传者，气也。有情斯有感，有气斯有传。[①] 今夫五脏之积，特以气之所胜，传所不胜云尔。至于王者不受邪，是固然也。若不胜者反欲返所胜，所胜不纳而留结为积，则是有情而为感矣。且五脏在人身中，各为一物，犹耳司听，目司视，各有所职，而不能思，非若人之感物，则心为之主，而乘气机者也。然则五脏果各能有情而感乎？曰：越人之意，盖以五行之道，推其理势之所有者，演而成文耳。初不必论其情感，亦不必论其还与不还，其必然否也。读者但以所胜传不胜，及王者不受邪，遂留结为积观之，则不以辞害志，而思过半矣。

或人问：子言情感气传，先儒之言则曰形交气感，是又气能感矣，于吾子之言何如？曰：先儒之说，虽曰气感由形交也，形指人身而言，所以感之生也。

【点评】滑注五脏之积，或无可评，而其所说"情感气传"则颇为新异。盖中医注经文献中，不时出现以人间情感之理注经说理的方法。本难五脏以相克之序传所胜，此为五行以气相传，而适王不受，欲返所不胜又不纳，遂自留为积，此则以情相感。以常理观之，以气传为自然法则，以情感即精神法则。此所谓情感者实即拟人化论物，如讲精神情感，何等玄妙、变幻莫测，当为人世间最为复杂之事，因而称之曰神，有其自身法则，故滑氏告

---

① 情为感，气为传，滑氏此注颇有学术深度。

诚云："但以所胜传不胜，及王者不受邪，遂留结为积观之，则不以辞害志"，不要纠缠于此，认清实质与要领便了。

五十七难曰：泄凡有几，皆有名不？

然：泄凡有五，其名不同。有胃泄，有脾泄，有大肠泄，有小肠泄，有大瘕泄，名曰后重。

此五泄之目，下文详之。

胃泄者，饮食不化，色黄。

胃受病，故食不化。胃属土，故色黄。

脾泄者，腹胀满，泄注，食即呕吐逆。

有声无物为呕，有声有物为吐。脾受病，故腹胀，泄注，食即呕吐而上逆也。

大肠泄者，食已窘迫，大便色白，肠鸣切痛。

食方已，即窘迫欲利也。白者，金之色。谢氏曰：此肠寒之证也。

小肠泄者，溲而便脓血，少腹痛。

溲，小便也。便，指大便而言。溲而便脓血，谓小便不闷，大便不里急后重也。

大瘕泄者，里急后重，数至圊而不能便，茎中痛。此五泄之要法也。

瘕，结也，谓因有凝结而成者。里急，谓腹内急迫。后重，谓肛门下坠。惟其里急后重，故数至圊而不能便。茎中痛者，小便亦不利也。

谢氏谓：小肠大瘕二泄，今所谓痢疾也。《内经》曰肠澼，故下利赤白者，灸小肠俞是也。穴在第十六椎下两傍各一寸五分，累验。

四明陈氏曰：胃泄，即飧泄也。脾泄，即濡泄也。大肠泄，即涸泄也。小肠泄，谓凡泄则小便先下，而便血，即血泄也。大瘕泄，即肠癖也。

【点评】滑氏随文注释后，又借引注形式提出对古今五泄对比的认识，未予评价，或代表滑氏观点，亦可讨论。盖泄者基础病理在脾胃大小肠，此中又有痢疾与非痢疾之分，是抓住了特点。

五十八难曰：伤寒有几，其脉有变否？

然：伤寒有五，有中风，有伤寒，有湿温，有热病，有温病。其所苦各不同。

变，当作辨，谓分别其脉也。

纪氏曰：汗出恶风者，谓之伤风；无汗恶寒者，谓之伤寒。一身尽疼不可转侧者，谓之湿温；冬伤于寒，至夏而发者，谓之热病；非其时而有其气，一岁之中病多相似者谓之温病。

中风之脉，阳浮而滑，阴濡而弱；湿温之脉，阳浮而弱，阴小而急；伤寒之脉，阴阳俱盛而紧涩；热病之脉，阴阳俱浮，浮之而滑，沉之散涩；温病之脉，行在诸经，不知何经之动也，各随其经所在而取之。

上文言伤寒之目，此言其脉之辨也。阴阳字，皆指尺寸而言。杨氏曰：温病乃是疫疠之气，非冬感于寒，至春变为温病者。散行诸经，故不可预知。临病人而诊之，知在何经之动，乃随而治之。

谢氏曰：仲景《伤寒例》云：冬时严寒，万类收藏，君子周密，则不伤于寒，触冒者乃名伤寒耳。其伤于四时之气，皆能为病。以伤寒为毒者，以其最成杀厉之气也。中而即病者名曰伤寒，不即病者，寒毒藏于肌肤，至春变为温病，至夏变为暑病者，热极而重于温也。又曰：阳脉浮滑，阴脉濡弱，更遇于风，变为风温。今按仲景例，风温与《难经》中风脉同，而无湿温之说。又曰：《难经》言温病，即仲景《伤寒例》中所言温疟、风温、温毒、温疫四温病也。越人言其概而未详，仲景则发其秘而条其脉，可谓详矣。庞安常《伤寒总论》云：《难经》载五种伤寒，言温病之脉，行在诸经，不知何经之动，随其经所有在而取之。据《难经》，温病又是四种伤寒感异气而变成者也。所以王叔和云：阳脉浮滑，阴脉濡弱，更遇于风，变成风温；阳脉洪数，阴脉实大，更遇湿热，变为温毒，温毒为病最重也；阳脉濡弱，阴脉弦紧，更遇湿气，变为湿温；脉阴阳俱盛，重感于寒，变为温疟。斯乃同病异名，同脉异经者也。所谓随其经所在而取之者，此也。庞氏此说，虽不与《难经》同，然亦自一义例。但《伤寒例》言温疫而无湿温，叔和言湿温而无温疫，此亦异耳。

伤寒有汗出而愈，下之而死者；有汗出而死，下之而愈者。何也?

然:阳虚阴盛,汗出而愈,下之即死。阳盛阴虚,汗出而死,下之而愈。

受病为虚,不受病者为盛。唯其虚也,是以邪凑之;唯其盛也,是以邪不入,即《外台》所谓表病里和、里病表和之谓,指伤寒传变者而言之也。表病里和,汗之可也,而反下之,表邪不除,里气复夺矣;里病表和,下之可也,而反汗之,里邪不退,表气复夺矣,故云死。所以然者,汗能亡阳,下能损阴也。此阴阳字,指表里言之。经曰:诛伐无过,命曰大惑。此之谓欤。

寒热之病,候之如何也?

然:皮寒热者,皮不可近席,毛发焦,鼻槁,不得汗。肌寒热者,皮肤痛,唇舌槁,无汗。骨寒热者,病无所安,汗注不休,齿本槁痛。

《灵枢》二十一篇曰:皮寒热者,不可附席,毛发焦,鼻槁腊,不得汗,取三阳之络,以补手太阴。肌寒热者,肌痛,毛发焦,而唇槁腊,不得汗,取三阳于下,以去其血者,补足太阴以出其汗。骨寒热者,病无所安谓一身百脉无有是处也,汗注不休,齿本槁。取其少阴股之络。齿已槁,死不治。愚按此盖内伤之病,因以类附之。东垣内外伤辨。其兆于此乎!

【点评】滑氏对本难无所发明。其一,伤寒分类、脉象,引述而已。其二,阴阳虚盛之表里汗下论理,既已由仲景在实践中解决,此问题大可简化,即使引文讨论,也应以临床实践为标准,站在学术整合高度，使问题渐次清晰，而滑氏却采取了"为解释而解释"的态度，虽以阴阳定表里，但将虚盛解释为病与和、有邪无邪，显得过于随意和混乱，与六难表里虚盛的原则相去甚远，在临证也难以掌握。倒是《难经集注》杨玄操与虞庶质疑传写失误来得痛快。

五十九难曰：狂癫之病，何以别之？

然：狂疾之始发，少卧而不饥，自高贤也，自辨智也，自倨贵也，妄笑好歌乐，妄行不休是也。癫疾始发，意不乐，僵仆，直视，其脉三部阴阳俱盛是也。

狂疾发于阳，故其状皆自有余而主动；癫疾发于阴，故其状皆自不足而主静。其脉三部阴阳俱盛，谓发于阳为狂，则阳脉俱盛；发于阴为癫，则阴脉俱盛也。按二十难中"重阳者狂，重阴者癫。脱阳者见鬼，脱阴者目盲"四句，当属之此下。重，读如再重之重去声。重阳、重阴，于以再明上文阴阳俱盛之意，又推其极，至脱阳、脱阴，则不止于重阳、重阴矣。盖阴盛而极，阳之脱也。鬼为幽阴之物，故见之；阳盛而极，阴之脱也，一水不能胜五火，故目盲。四明陈氏曰：气并于阳，则为重阳；血并于阴，则为重阴。脱阳见鬼，气不守也；脱阴目盲，血不荣也。

狂癫之病，《灵枢》二十一篇其论详矣。越人特举其概，正庞氏所谓引而不发，使后人自求之欤？

【点评】狂癫之证，此难与二十难自然有联系，但其区别，滑氏辨之不到位，当参合《难经古义》藤万卿认识。（参见二十难点评）

六十难曰： 头心之病，有厥痛，有真痛，何谓也？

然：手三阳之脉，受风寒，伏留而不去者，则名厥头痛。

详见《灵枢》二十四篇，厥逆也。

入连在脑者，名真头痛。

真头痛，其痛甚，脑尽痛，手足青至节，死不治。盖脑为髓海，真气之所聚，卒不受邪，受邪则死。

其五脏气相干，名厥心痛。

《灵枢》载，厥心痛凡五：胃心痛，肾心痛，脾心痛，肝心痛，肺心痛，皆五脏邪气相干也。

其痛甚，但在心，手足青者，即名真心痛。其真心痛者，旦发夕死，夕发旦死。

《灵枢》曰：真心痛，手足青至节，心痛甚，为真心痛。又七十一篇曰：少阴者，心脉也。心者，五脏六腑之大主也。心为帝王，精神之所舍，其脏坚固，邪不能客，客之则伤心，心伤则神去，神去则死矣。其真心痛者，"真"字下当欠一"头"字，盖阙文也。"手足青"之"青"，当作清冷也。

【点评】滑注本难头心之真痛、厥痛，乃沿袭前人，特别突出真心痛、真头痛，症状方面强调痛甚、手足清冷，病机方面则直指寒闭真气、心伤神去，可作临证治疗重点的参考。

六十一难曰： 经言望而知之谓之神，闻而知之谓之圣，问而知之谓之工，切脉而知之谓之巧。何谓也？

然：望而知之者，望见其五色以知其病。

《素问·五脏生成篇》曰：色见青如草滋者死，黄如枳实者死，黑如炲者死，赤如衃血者死，白如枯骨者死。此五色之见死者也。青如翠羽者生，赤如鸡冠者生，黄如蟹腹者生，白如豕膏者生，黑如乌羽者生。此五色之见生也。生于心欲如以缟裹朱，生于肺欲如以缟裹红，生于肝欲如以缟裹绀，生于脾欲如缟裹栝楼实，生于肾欲如以缟裹紫。此五脏生色之外荣也。《灵枢》四十九篇曰：青黑为痛，黄赤为热，白为寒。又曰：赤色出于两颧，大如拇指者，病虽小愈，必卒死。黑色出于庭庭者颜也，大如拇指，必不病而卒。又七十四篇曰：诊血脉者，多赤多热，多青多痛，多黑为久痹，多黑、多赤、多青皆见者，为寒热身痛。面色微黄，齿垢黄，爪甲上黄，黄疸也。又如验产妇，面赤、舌青，母活子死；面青、舌青沫出，母死子活；唇口俱青，子母俱死之类也。袁氏曰：五脏之色见于面者，各有部分，以应相生相克之候，察之以知其病也。

闻而知之者，闻其五音，以别其病。

四明陈氏曰：五脏有声，而声有音。肝声呼，音应角调而直；音声相应则无病，角乱则病在肝。心声笑，音应徵，和而长；音声相应则无病，徵乱则病在心。脾声歌，音应宫，大而和；音声相应则无病，宫乱则病在脾。肺声哭，音应商，轻而劲；音声相应则无病，商乱则病在肺。肾声呻，音应羽，沉而深；音声相应则无病，羽乱则病在肾。[①] 袁氏曰：闻五脏五声以应五音之清浊，或互相胜负，或其音嘶嗄之类，别其病也。

此一节当于《素问·阴阳应象论》《金匮真言》诸篇，言五脏声音，及三十四难云云求之，则闻其声足以别其病也。

问而知之者，问其所欲五味，以知其病所起所在也。

《灵枢》六十三篇曰：五味入口，各有所走，各有所病。酸走筋，多食之令人癃；咸走血，多食之令人渴；辛走气，多食之令人洞心；辛与气俱行，故辛入心而与汗俱出；苦走骨，多食之令人变呕；甘走肉，多食之令人悗心悗音"闷"，推此则知，问其所欲五味，以知其病之所起、所在也。袁氏曰：问其所欲五味中，偏嗜、偏多食之物，则知脏气有偏胜、偏绝之候也。

切脉而知之者，诊其寸口，视其虚实，以知其病，病在何脏腑也。

诊寸口，即第一难之义。视虚实，见六难并四十八难。王氏《脉法赞》曰：脉有三部，尺寸及关，荣卫流行，不失衡铨。肾沉、心洪、肺浮、肝弦，此自常经，不失铢分。出入升降，漏刻周旋，水下二刻，脉一周身，旋复寸口，虚实见焉。此之谓也。

---

① 此从五音辨五脏五声之常变，只是举其要而已。

经言：以外知之曰圣，以内知之曰神。此之谓也。

以外知之，望闻；以内知之，问切也。神，微妙。圣，通明也。又总结之，言圣神，则功巧在内矣。

【点评】本难提出望闻问切，概括各种临证诊察方法，具有规范中医诊法之义。滑氏认同其义，并详注其内容，显然起到了推广作用。

六十二难曰：脏井荥有五，腑独有六者何谓也？

然：腑者，阳也，三焦行于诸阳，故置一俞名曰原。腑有六者，亦与三焦共一气也。

脏之井荥有五，谓井荥俞经合也。腑之井荥有六，以三焦行于诸阳，故又置一俞而名曰原。所以腑有六者，与三焦共一气也。虞氏曰：此篇疑有缺误，当与六十六难参考。

【点评】联系前后滑氏注释，特别是引虞氏所说参考六十六难，则知此三焦非经络，而是"元气别使"，则阳经原穴性质就具有了重要的诊治价值。

六十三难曰：《十变》言：五脏六腑荥合，皆以井始者何也？

然：井者，东方，春也，万物之始生。诸蚑行喘息，蜎飞蠕动，当生之物，莫不以春生。故岁数始于春，日数始于甲，故以井为始也。

十二经所出之穴，皆谓之井，而以为荥俞之始者，以井主东方木，木者万物发生之始，诸蚑者行，喘者息。息谓嘘，吸气也。公孙洪传作"蚑行喙息"，义尤明白。蜎者飞，蠕者动，皆虫豸之属。凡当生之物，皆以春而生，是以岁之数则始于春，日之数则始于甲，人之荣合则始于井也。冯氏曰：井，谷井之井，泉源之所出也。四明陈氏曰：经穴之气，所生则自井始，而溜荥、注俞、过经、入合，故以万物及岁数、日数之始为譬也。

【点评】深探滑注之意，虽然感觉随文释意，但其深究人生命机理的心得还是不应轻易滑过。盖古人"天人合一"思想根深蒂固，在研究生命规律中是一种基本观念。用作认识经脉之气活动规律，将经气运行类比于水之源出流行，亦类比于时序年、日变迁之精气消长，这种认识在临证中得到了一定的呼应和有效应用，其科学内涵有待于探讨。

六十四难曰：《十变》又言：阴井木，阳井金；阴荥火，阳荥水；阴俞土，阳俞木；阴经金，阳经火；阴合水，阳合土。有图

十二经起于井穴，阴井为木，故阴井木生阴荥火，阴荥火生阴俞土，阴俞土生阴经金，阴经金生阴合水。阳井为金，故阳井金生阳荥水，阳荥水生阳俞木，阳俞木生阳经火，阳经火生阳合土。

阴阳皆不同，其意何也？

然：是刚柔之事也。阴井乙木，阳井庚金。阳井庚，庚者乙之刚也；阴井乙，乙者庚之柔也。乙为木，故言阳井木也。庚为金，故言阳井金也。余皆仿此。

刚柔者，即乙庚之相配也。十干所以自乙庚而言者，盖诸脏腑穴，皆始于井，而阴脉之井始于乙木，阳脉之井始于庚金，故自乙庚而言刚柔之配，而其余五行之配皆仿此也。丁氏曰：刚柔者，谓阴井木、阳井金，庚金为刚、乙木为柔；阴荣火、阳荣水，壬水为刚、丁火为柔；阴俞土、阳俞木，甲木为刚、己土为柔；阴经金、阳经火，丙火为刚、辛金为柔；阴合水、阳合土，戊土为刚、癸水为柔。盖五行之道，相生者，母子之义；相克、相制者，夫妇之类。故夫道皆刚，妇道皆柔，自然之理也。《易》曰：分阴分阳，迭用柔刚，其是之谓欤？

【点评】滑注指明本难以阴阳五行法则规范五输穴的相互关系和临床应用规律，是点睛之笔。一个注家的责任，或云对注家的基本要求，一是讲清经文在说什么，二是其内涵如何，三是其中学术性的或临床应用的规律性东西是什么。滑氏有儒学功底，此等功夫较好。

六十五难曰：经言所出为井，所入为合，其法奈何？

然：所出为井，井者东方春也，万物之始生，故言所出为井也。所入为合，合者北方冬也，阳气入脏，故言所入为合也。

此以经穴流注之始终言也。①

――――――

① 要言不烦。

六十六难曰： 经言肺之原出于太渊，心之原出于太陵，肝之原出于太冲，脾之原出于太白，肾之原出于太谿，少阴之原出于兑骨神门穴也，胆之原出于丘墟，胃之原出于冲阳，三焦之原出于阳池，膀胱之原出于京骨，大肠之原出于合谷，小肠之原出于腕骨。

"肺之原大渊"至"肾之原太谿"，见《灵枢》第一篇。其第二篇曰：肺之俞太渊，心之俞太陵，肝之俞太冲，脾之俞太白，肾之俞太谿。膀胱之俞束骨，过于京骨为原；胆之俞临泣，过于丘墟为原；胃之俞陷谷，过于冲阳为原；三焦之俞中渚，过于阳池为原；小肠之俞后溪，于腕骨为原；大肠之俞三间，过于合谷为原。盖五脏阴经，止以俞为原；六腑阳经，既有俞，仍别有原。或曰：《灵枢》以大陵为心之原，《难经》亦然，而又别以兑骨为少阴之原。诸家针灸书，并以大陵为手厥阴心主之俞，以神门在掌后兑骨之端者，为心经所注之俞。似此不同者，何也？按《灵枢》七十一篇曰：少阴无输，心不病乎？岐伯曰：其外经病，而脏不病，故独取其经于掌后兑骨之端也。其余脉出入屈折，其行之疾徐，皆如手少阴心主之脉行也。又第二篇曰：心出于中冲，溜于劳宫，注于太陵，行于间使，入手曲泽，手少阴也按中冲以下，并手心主经俞，《灵枢》直指为手少阴而手少阴经俞不别载也。又《素问·缪刺论》曰：刺手心主少阴兑骨之端各一痏，立已。又《气穴篇》曰：脏俞五十穴。王氏注：五脏俞，惟有心包经井俞之穴，而亦无心经井俞穴。又七十九难曰：假令心病，泻手心主俞，补手心主井。详此前后各经文义，则知手少阴与心主同治也。

十二经皆以俞为原者，何也？

然：五脏俞者，三焦之所行，气之所留止也。

三焦所行之俞为原者，何也？

然：齐下肾间动气者，人之生命也，十二经之根本也，故名曰原。三焦者，原气之别使也，主通行三气，经历于五脏六腑。原者，三焦之尊号也，故所止辄为原。五脏六腑之有病者，皆取其原也。

十二经皆以俞为原者，以十二经之俞，皆系三焦所行气所留止之处也。三焦所行之俞为原者，以齐下肾间动气乃人之生命，十二经之根本。三焦则为原气之别使，主通行上中下之三气，经历于五脏六腑也。通行三气，即纪氏所谓"下焦禀真元之气，即原气也。上达至于中焦，中焦受水谷精悍之气，化为荣卫，荣卫之气与真元之气通行达于上焦也"。所以原为三焦之尊号，而所止辄为原，犹警跸所至，称行在所也。五脏六腑之有病者，皆于是而取之，宜哉！

【点评】本难专论原穴。滑注疏达经义，晓畅无碍，为正确理解医经本义发挥了重要作用，值得点赞。《灵枢·九针十二原》说："所言节者，神气之所游行出入也，非皮肉筋骨也。"这里的节即腧穴，它是人体精气会聚出入之所在，而十二原穴，包括阳经之原和阴经之输，正是由三焦导引的原气会聚之处，因此便具有了与普通腧穴不同的特殊性质与作用。什么作用？就是三十六难、三十九难所述原气的先天本原作用。作为腧穴，自然用之于诊治全身疾患，这就是本难所说"五脏六腑之有病者，皆取其原"的道理。就滑注而言，有三点值得点明：一是三焦为原气之别使，其义滑氏已在三十八难作过阐释，这里未再赘述，只一笔带过，而实质内涵已贯彻于解释之中，既节省了笔墨，又不壅赘；二是引纪氏对于三焦"通行三气"的解释，颇有新义，实际上就是原气贯通上中下，而以下焦为根、中焦主化营卫、上焦行宣发；三是关于"原"的解释，类比于帝王出行，行辕处所，既尊且贵，又系于天下安危，从此发原气之贵，明原穴之要，别开生面。

此外，关于少阴心经与手心主原穴，乃至两经输穴混杂问题，滑注反复引证经论，说明"手少阴与心主同治"，固然是事实，但由十一经发展为十二经，主要是手厥阴心包经名称的出现与确定，有一个历史演变过程，这在《内经》《难经》都有证据可寻，也体现在十二经原穴问题上。本难所谓心之原大陵、少阴之原"兑骨"（神门），正处在这种演变过程中而尚无定论，直至晋代皇甫谧《针灸甲乙经》，才分出手少阴心经、手厥阴心包经及其输穴。滑氏未能认识与表述这种学术演变，是为遗憾。

六十七难曰：五脏募皆在阴，而俞在阳者，何谓也？

然：阴病行阳，阳病行阴，故令募在阴、俞在阳。

募与俞，五脏空穴之总名也。在腹为阴，则谓之募；在背为阳，则谓之俞。募，犹募结之募，言经气之聚于此也。俞，《史·扁鹊传》作输，犹委输之输，言经气由此而输于彼也。五脏募在腹，肺之募中府二穴在胸部，云门下一寸乳上三肋间，动脉陷中；心之募巨阙一穴，在鸠尾下一寸；脾之募京门二穴，在季胁下直脐；肝之募期门二穴，在不容两旁各一寸五分；肾之募京门二穴，在腰中季胁本。五脏俞在背，行足太阳之经。肺俞在第三椎下，心俞在五椎下，肝俞在九椎下，脾俞在十一椎下，肾俞在十四椎下，皆侠脊两旁各一寸五分。阴病行阳，阳病行阴者，阴阳经络，气相交贯，脏腑腹背，气相通应，所以阴病有时而行阳，阳病有时而行阴也。《针法》曰：从阳引阴，从阴引阳。

【**点评**】滑注不仅交代了募俞概念与命名原由，还列出五脏募俞名称、部位，并阐明了临床应用的原理与法则，特别是指出"阴病有时而行阳，阳病有时而行阴"，说明"从阳引阴，从阴引阳"是一种常规治法之外的变通治法。

六十八难曰：五脏六腑，皆有井荥俞经合，皆何所主？

然：经言所出为井，所流为荥，所注为俞，所行为经，所入为合。井主心下满，荥主身热，俞主体重、节痛，经主喘咳、寒热，合主逆气而泄。此五脏六腑井荥俞经合所主病也。

主，主治也。井，谷井之井，水源之所出也。荥，绝小水也，井之源本微，故所流尚小而为荥。俞，输也，注也，自荥而注，乃为俞也。由俞而经过于此，乃谓之经。由经而入于所合，谓之合。合者，会也。《灵枢》第一篇曰：五脏五俞，五五二十五俞；六腑六腧，六六三十六俞此"俞"字，空穴之总名。凡诸空穴，皆可以言俞。经脉十二，络脉十五，凡二十七气所行，皆井荥俞经合之所系，而所主病各不同。井主心下满，肝木病也。足厥阴之支，从肝别贯鬲，上注肺，故井主心下满。荥主身热，心火病也。俞主体重、节痛，脾病也。经主喘咳、寒热，肺金病也。合主逆气而泄，肾水病也。谢氏曰：此举五脏之病各一端为例，余病可以类推而互取也。不言六腑者，举脏足以该之。

【点评】滑氏以泉水出入流行类比经气在四肢的流注，解释五输穴的含义，归真《难经》本义，然而对于五输主治的注解，滑氏据六十三难阴经井木之论，只合于五脏，于六腑阳经五输则引谢氏"举脏足以该之"，含糊应付，难于成理。因此，本难五输穴主治的解释只能存疑待考。

六十九难曰：经言虚者补之，实者泻之，不盛不虚以经取之，何谓也？

然：虚者补其母，实者泻其子，当先补之，然后泻之。不虚不实，以经取之者，是正经自生病，不中他邪也。当自取其经，故言以经取之。

《灵枢》第十篇载，十二经皆有盛则泻之，虚则补之，不盛不虚以经取之。虚者补其母，实者泻其子，子能令母实，母能令子虚也。假令肝病虚，即补厥阴之合曲泉是也；实则泻厥阴之荥行间是也。先补后泻，即后篇阳气不足，阴气有余，当先补其阳而后泻其阴之意。然于此义不属，非阙即误，即衍文也。不实不虚以经取之者，即四十九难"忧愁思虑则伤心，形寒饮冷则伤肺"云云者，盖正经之自病者也。杨氏曰：不实不虚，是诸脏不相乘也，故云自取其经。

【点评】通过经络俞穴进行补泻，《内经》有多种，这里取母子关系以行补泻，是其中的一种。滑注引七十五难"子能令母实，母能令子虚"，并举肝经为例以解释"虚者补其母，实者泻其子"，自然为理之所在；对于后句先补后泻的质疑也是对的。盖无论在理论上，还是临证中，补泻的先后，要视病情而定，先补后泻决非定则。至于将"不实不虚，以经取之"解释为"正经自病"故自取其经，顺文而已；若进一步推问上文虚实补泻乃"五邪所伤"，则能将讨论深入。

七十难曰：春夏刺浅，秋冬刺深者，何谓也？

然：春夏者，阳气在上，人气亦在上，故当浅取之；秋冬者，阳气在下，人气在下，故当深取之。

春夏之时，阳气浮而上，人之气亦然，故刺之当浅，欲其无太过也。秋冬之时，阳气沉而下，人气亦然，故刺之当深，欲其无不及也。经曰：必先岁气，无伐天和，此之谓也。四明陈氏曰：春气在毛，夏气在皮，秋气在分肉，冬气在骨髓，是浅深之应也。

春夏各致一阴，秋冬各致一阳者，何谓也？

然：春夏温，必致一阴者，初下针，沉之至肾肝之部，得气，引持之阴也；秋冬寒，必致一阳者，初内针，浅而浮之至心肺之部，得气，推内之阳也。是谓春夏必致一阴、秋冬必致一阳。

致，取也。春夏气温，必致一阴者，春夏养阳之义也。初下针，即沉之至肾肝之部，俟其得气，乃引针而提之，以至于心肺之分，所谓致一阴也。秋冬气寒，必致一阳者，秋冬养阴之义也。初内针，浅浮之，当心肺之部，俟其得气，推针而内之，以达于肾肝之分，所谓致一阳也。

此篇致阴、致阳之说，越人特推其理，有如是者。凡用针补泻，自有所宜，初不必以是相拘也。

【点评】滑注针刺具体方法而发其义。一是春夏浅刺、秋冬深刺之理，引《素问·五常政大论》"必先岁气，无伐天和"经句；二是春夏各致一阴，秋冬各致一阳之理，引《素问·四气调神大论》"春夏养阳，秋冬养阴"经句。盖医学理论必须体现在医疗实践中，但医疗经验也必须有理论指导才具有普遍性，才能更灵活地应用，"万变不离其宗"才能实现，这也可能是本书名《本义》的目的之一。

七十一难曰： 经言刺荣无伤卫，刺卫无伤荣，何谓也？

然：针阳者，卧针而刺之；刺阴者，先以左手摄按所针荣俞之处，气散乃内针，是谓刺荣无伤卫、刺卫无伤荣也。

荣为阴，卫为阳，荣行脉中，卫行脉外，各有所浅深也。用针之道亦然。针阳必卧针而刺之者，以阳气轻浮，过之恐伤于荣也；刺阴者，先以左手按所刺之穴，良久，令气散乃内针，不然则伤卫气也。无，"毋"通，禁止辞。

【点评】滑注明白晓畅，既讲清操作，又阐明理论，可谓注释典范。

七十二难曰： 经言能知迎随之气，可令调之，调气之方，必在阴阳，何谓也？

然：所谓迎随者，以荣卫之流行，经脉之往来也。随其逆顺而取之，故曰迎随。

迎随之法，补泻之道也。迎者，迎而夺之；随者，随而济之。然必知荣卫之流行，经脉之往来。荣卫流行，经脉往来，其义一也。知之而后可以视夫病之逆顺，随其所当而补泻也。

四明陈氏曰：迎者，气之方来而未盛也以写之；随者，随其气之方往而未虚也以补之。愚按：迎随有二，有虚实迎随，有子母迎随。陈氏之说，虚实迎随也。若七十九难所载，子母迎随也。

调气之方必在阴阳者，知其内外表里随其阴阳而调之，故曰调气之方必在阴阳。

在，察也。内为阴，外为阳；表为阳，里为阴。察其病之在阴在阳而调之也。杨氏曰：调气之方，必在阴阳者，阴虚阳实则补阴泻阳，阳虚阴实则补阳泻阴。或阳并于阴、阴并于阳，或阳阳俱虚、俱实，皆随其所见而调之。谢氏曰：男外女内，表阳里阴。调阴阳之气者，如从阳引阴、从阴引阳，阳病治阴、阴病治阳之类。

【点评】本难两段内容，滑氏分而注之。前段迎随补泻，联系七十九难，指出其两义，不但有顺逆经气运行方向针刺之补泻法，还有子母补泻法，注意全书医理之系统，避免片面性；后段解释调气之法以阴阳为纲，并引杨氏、谢氏以伸张己意，十分得体。

七十三难曰：诸井者，肌肉浅薄，气少不足使也。

刺之奈何?

然:诸井者,木也。荥者,火也。火者木之子,当刺井者,以荥写之。故经言补者不可以为写,写者不可以为补,此之谓也。

诸经之井,皆在手足指梢、肌肉浅薄之处。气少不足使为补写也。故设当刺井者,只写其荥,以井为木,荥为火,火者木之子也。详越人此说,专为泻井者言也。若当补井,则必补其合,故引经言"补者不可以为写,写者不可以为补",各有攸当也。补写反则病益笃,而有实实虚虚之患,可不谨欤?

【点评】本难基于五输穴的子母关系,提出针刺补泻变通之法,并以井穴述例。滑注不仅解释了刺井泻荥之理,而且提高到子母补泻原则,对"补者不可以为写,写者不可以为补"两句作了圆满的诠释,足可称道。

七十四难曰:经言春刺井、夏刺荥、季夏刺俞、秋刺经、冬刺合者,何谓也?

然:春刺井者,邪在肝;夏刺荥者,邪在心;季夏刺俞者,邪在脾;秋刺经者,邪在肺;冬刺合者,邪在肾。

荥俞之系四时者,以其邪各有所在也。

其肝心脾肺肾而系于春夏秋冬者,何也?

然:五脏一病辄有五也。假令肝病,色青者肝也,臊臭者肝也，喜酸者肝也，喜呼者肝也，喜泣者肝也。其病众多，不可尽言也。四时有数，而并系于春夏秋冬者也。针之要妙，在于秋毫者也。

五脏一病不止于五，其病尤众多也。虽其众多，而四时有数，故并系于春夏秋冬，及井荥输经合之属也。用针者，必精察之。

详此篇文义，似有缺误。今且依此解之，以俟知者。

【点评】此章文字定有阙误，多家注已有定论。盖五输穴刺用法则与四时五脏有关，《内经》《难经》均有阐述，对于刺法中的穴刺四时法在本难中予以阐发是可以理解的。这里就关乎四时五脏概念及五俞五行属性问题，故文中有"肝心脾肺肾而系于春夏秋冬"之问。然而回答却是"五脏一病辄有五"的辨病之类的解释，故滑注虽也作了简要说明，同时也提出文义缺误之疑。本难提出的原本是一个大议题，滑注却极简，其原因如此，可知滑氏见识明透。

七十五难曰：经言东方实，西方虚，泻南方，补北方。何谓也？

然：金木水火土，当更相平。东方木也，西方金也。木欲实，金当平之；火欲实，水当平之；土欲实，木当平之；金欲实，火当平；水欲实，土当平之。东方肝也，则知肝实；西方肺也，则知肺虚。泻南方火补北方水，南方火，火者木之子也；北方水，水者木之母也。水胜火，子能令母实，母能令子虚，故泻火补水，

欲令金不得平木也。经曰：不能治其虚，何问其余？此
之谓也。有图

"金不得平木"，"不"字疑衍。

东方实，西方虚，泻南方，补北方者，木金火水欲更相平也。木
火土金水之欲实，五行之贪胜而务权也。金水木火土之相平，以五行
所胜而制其贪也。[①] 经曰：一脏不平，所胜平之。东方，肝也；西
方，肺也。东方实，则知西方虚矣。若西方不虚，则东方安得而过于
实邪？或写或补，要亦抑其甚而济其不足，损过就中之道也。水能胜
火，子能令母实，母能令子虚；泻南方火者，夺子之气，使食母之有
余；补北方水者，益子之气，使不食于母也。如此则过者退而抑者
进。金得平其木，而东西二方无复偏胜偏虚之患矣。越人之意，大抵
谓东方过于实，而西方之气不足，故泻火以抑其木，补水以济其金，
是乃使金得与木相停。故曰欲令金得平木也。若曰"欲令金不得平
木"，则前后文义窒碍，竟说不通。使肝木不过，肺不虚，复泻火补
水，不几于实实虚虚耶？八十一难文义正与此互相发明。九峯蔡氏
谓，水火金木土谷，惟修取相胜以泄其过，其意亦同。故结句云：不
能治其虚，何问其余？盖为知常而不知变者之戒也。此篇大意在"肝
实肺虚泻火补水"上。

或问：子能令母实，母能令子虚，当泻火补土为是。盖子有余则
不食母之气，母不足则不能荫其子。泻南方火，乃夺子之气，使食母
之有余；补中央土则益母之气，使得以荫其子也。今乃泻火补水何
欤？曰：此越人之妙，一举而两得之者也。且泻火，一则以夺木之

---

① 此注形象、生动。自然、人文，大道哲理，或可合一，天人类比，中华智慧也。

气，一则以去金之克；补水，一则以益金之气，一则以制火之光。若补土则一于助金而已，不可施于两用，此所以不补土而补水也。

或又问，母能令子实，子能令母虚，五行之道也。今越人乃谓子能令母实，母能令子虚，何哉？曰：是各有其说也。母能令子实，子能令母虚者，五行之生化；子能令母实，母能令子虚者，针家之与夺，固不相侔也。四明陈氏曰：仲景云：木行乘金，名曰横。《内经》曰：气有余，则制己所胜而侮所不胜。木实金虚，是木横而凌金，侮所不胜也；木实本以金平之，然以其气正强而横，金平之则两不相伏而战，战则实者亦伤，虚者亦败。金虚本资气于土，然其时土亦受制，未足以资之，故取水为金之子，又为木之母，于是泻火补水，使水胜火，则火馁而取气于木，木乃减而不复实。水为木母，此母能令子虚也。木既不实，其气乃平，平则金免木凌而不复虚。水为金子，此子能令母实也。所谓金不得平木，不得径以金平其木，必泻火补水而旁治之，使木金之气自然两平耳。今按陈氏此说，亦自有理，但为不之一字所缠，未免牵强费辞，不若直以不字为衍文尔。观八十一篇中，当知"金平木"一语可见矣。

【点评】此章滑注用墨颇多，经义辨析也可谓详尽。点评有二：一是肝实肺虚证的治疗常变，二是涉衍问题。

第一，本难讨论肝实肺虚的治疗，提出"东方实，西方虚，泻南方，补北方"的原则，按本难经义，此与五行生克乘侮有关，于是滑氏据"抑其甚而济其不足，损过就中之道"，以经旨"子能令母实，母能令子虚"原则，解析补泻之理，最后归结为"泻火以抑其木，补水以济其金"的定论。而为了深入理论细微，滑氏还自出惑问，提出依"子能令母实，母能令子虚"原则，"当泻火补土为是"，为何舍补土而补水？滑氏自解说，泻火、补水均是一举而两得，较补土更为实用有效。其实这只是理论上的讨论，临证还要看具体情况，若兼有土虚，食少胃弱，则泻火易苦寒伤胃、补水多滋腻碍胃，如此当补土益脾，《红楼梦》宝钗赠黛玉燕窝，要她平肝养胃就是这个道理。除此之外，滑氏还联系八十一难，提出肝实肺虚的治疗常变，认为八十一难肝实肺虚直以泻肝补肺治之，使金得以常规平木，而泻火补水则属调整五脏五行关系的"旁治"之法，这一常一变，开拓了五脏病证的治疗思路。也是滑注的新贡献。

第二，关于"金不得平木"句"不"字疑衍问题。滑氏认为，依本难所述"子能令母实，母能令子虚"的道理，泻火补水是"金得平木"之治，而经文出现"金不得平木"不合逻辑，并引八十一难肝实肺虚补肝泻肺是虚虚实实之说以自证，且又引四明陈氏为迎合"金不得平木"而牵强费辞，作为反证，故疑"不"字系衍文。这里滑氏为校原文之讹，在尊重原文的基础上，主要采用了理校、本校之法，提出意见，正是儒家严谨的学术功夫。

除上述之外，有关子母关系及其虚实补泻之理，滑氏亦有自己的见解。一般而言，按五行之理，"母能令子实，子能令母虚"，但本难却提出"子能令母实，母能令子虚"，两者为何不同？滑氏认为，两者虽然都是讲子母关系，但所论不是一个角度，前者阐述五脏五行间的正常生理关系，故云"五行之生化"；后者则说明补泻治法之机理，故云"针家之与夺"。与即补，夺即泻也，其理详见所引"四明陈氏"之文。如此辨析精微，是滑氏在《难经》诸注中独领风韵的重要原因。

七十六难曰： 何谓补泻？当补之时，何所取气；当泻之时，何所置气？

然：当补之时，从卫取气；当泻之时，从荣置气。其阳气不足、阴气有余，当先补其阳而后泻其阴；阴气不足、阳气有余，当先补其阴而后泻其阳。荣卫通行，此其要也。

《灵枢》五十二篇曰：浮气不循经者为卫气，其精气之行于经者为荣气。盖补则取浮气之不循经者，以补虚处；泻则从荣置其气而不用也。置，犹弃置之置。然人之病，虚实不一；补泻之道，亦非一也。是以阳气不足而阴气有余，则先补阳，而后泻阴以和之；阴气不足而阳气有余，则先补阴，而后泻阳以和之。如此，则荣卫自然通行矣。补泻法见下篇。

【点评】滑注释义平正，引《灵枢》荣气、卫气形象之说，有益于掌握施针手法。

七十七难曰： 经言上工治未病，中工治已病者，何谓也？

然：所谓治未病者，见肝之病，则知肝当传之与脾，故先实其脾气，无令得受肝之邪，故曰治未病焉。中工者，见肝之病，不晓相传，但一心治肝，故曰治已病也。

见肝之病，先实其脾，使邪无所入，治未病也，是为上工。见肝之病，一心治肝，治已病也，是为中工。《灵枢》五十五篇曰：上工刺其未生也，其次刺其未盛者也，其次刺其已衰者也。下工刺其方袭者也，与其形之盛者也，与其病之与脉相逆者也。故曰：方其盛也，勿敢毁伤，刺其已衰，事必大昌。故曰上工治未病，不治已病，此之谓也。①

【点评】本难"治未病"基于防止传变理论，滑注尚合《难经》本义，唯所引《内经》经文，虽也有"治未病"之语，与本难却难相契合。盖《灵枢·逆顺》一篇，是从事理顺逆法则讲疾病全过程中最佳治疗时机的，故病之未生最佳，称作"治未病"。疾病未传虽然也多轻浅，但两者内涵已自有别。

七十八难曰：针有补泻，何谓也？

然：补泻之法，非必呼吸出内针也。知为针者，信其左；不知为针者，信其右。当刺之时，先以左手压按所针荥俞之处，弹而努之，爪而下之。其气之来，如动脉之状，顺针而刺之，得气因推而内之，是谓补；动而伸之，是谓泻。不得气，乃与男外女内。不得气，是谓十死不治也。

弹而努之，鼓勇之也。努，读若"怒"。爪而下之，掐之稍重，皆欲致其气之至也。气至指下，如动脉之状，乃乘其至而刺之。顺，犹循也，乘也。停针待气，气至针动，是得气也。因推针而内之，是谓补；动针而伸之，是谓泻。此越人心法，非呼吸出内者也，是固然也。若停针候气，久而不至，乃与男子则浅其针而候之卫气之分，女

---

① 引文不确，混淆义理。

子则深其针而候之荣气之分。如此而不得气，是谓其病终不可治也。篇中前后二"气"字不同，不可不辨。前言气之来如动脉状，未刺之前，左手所候之气也；后言得气不得气，针下所候之气也。此自两节。周仲立乃云：凡候气，左手宜略重之，候之不得，乃与男则少轻其手于卫气之分以候之，女则重其手于荣气之分以候之。如此则既无前后之分，又昧停针待气之道，尚何所据为补写耶？①

【点评】"呼吸出内"指《内经》推出的呼吸补泻方法，见于《素问·调经论》。本难推出异于呼吸补泻的押手辅助的补泻方法，属于针刺手法创新，滑注详细解析了手法步骤与操作，还特别对停针候气之法进行了正误辨析，说明其于经俞针刺，道术兼备，学验俱富，绝非纸上玄谈之辈。

七十九难曰：经言迎而夺之，安得无虚？随而济之，安得无实？虚之与实，若得若失；实之与虚，若有若无。何谓也？

出《灵枢》第一篇。得，求而获也；失，纵也，遗也。其第二篇②曰：言实与虚，若有若无者，谓实者有气，虚者无气也。言虚与实，若得若失者，谓补者佖然，若有得也；泻者怳然，若有失也。即第一篇之义。

佖，满也。怳，古"恍"字。

然：迎而夺之者，写其子也；随而济之者，补其母

---

① 辩驳有力。
② 第二篇：当是《灵枢》第三篇《小针解》。

也。假令心病，写手心主俞，是谓迎而夺之者也；补手心主井，是谓随而济之者也。

迎而夺之者，写也；随而济之者，补也。假令心病，心、火也，土为火之子，手心主之俞太陵也，实则写之，是迎而夺之也。木者火之母，手心主之井中冲也，虚则补之，是随而济之也。迎者迎于前，随者随其后。此假心为例，而补写则云手心主，即《灵枢》所谓少阴无俞者也。当与六十六难并观。

所谓实之与虚者，牢濡之意也。气来实牢者为得，濡虚者为失，故曰若得若失也。

气来实牢、濡虚，以随济、迎夺而为得失也。前云"虚之与实，若得若失；实之与虚，若有若无"，此言"实之与虚，若得若失"，盖得失、有无，义实相同，互举之，省文尔。

【点评】本难阐述迎随补泻取穴法和针刺施术中补泻的手下感觉两方面，滑氏引《灵枢》经文论证，并详为解释，明白晓畅。但作为注家，尚有不足。其一，前者虽也是迎随补泻法，但与七十二难不同，而是从取穴言补泻，非针刺手法之类，这一点知识应随注指出。其二，从取穴以行补泻，其效果或有针下经气变化，正如所谓"若得若失""若有若无"，但此感觉用以体会针刺手法的补泻效果更确切。滑氏忽略此义，或未细察，为注之小失也。由此推之，本难两段文字，疑为错简而强合一篇。

八十难曰：经言有见如入，有见如出者，何谓也？

然：所谓有见如入者，谓左手见气来至乃内针，针入，见气尽乃出针，是谓有见如入，有见如出也。

所谓"有见如入"下当欠"有见如出"四字。如，读"若"而。《孟子》书："望道而未之见"，而读若如，盖通用也。

有见而入出者，谓左手按穴，待气来至乃下针，针入，候其气应尽而出针也。

【点评】本难言入针、出针的时机与要领，是用针基本要求。滑注训"如"为"而"，文通义显。

八十一难曰：经言无实实虚虚，损不足而益有余，是寸口脉耶？将病自有虚实耶？其损益奈何？

然：是病，非谓寸口脉也，谓病自有虚实也。假令肝实而肺虚，肝者木也，肺者金也，金木当更相平，当知金平木。假令肺实而肝虚微少气，用针不补其肝，而反重实其肺，故曰实实虚虚，损不足而益有余。此者中工之所害也。

"是病"二字，非误即衍。肝实肺虚，金当平木，如七十五难之说。若肺实肝虚，则当抑金而扶木也。用针者乃不补其肝，而反重实其肺，此所谓实其实而虚其虚，损不足而益有余，杀人必矣。中工，中常之工，犹云粗工也。

按《难经》八十一篇，篇辞甚简，然而荣卫度数，尺寸位置，阴阳王相，脏腑内外，脉法病能，经络流注，针刺穴俞，莫不该尽。而此篇尤创义切切，盖不独为用针者之戒。凡为治者，皆所当戒。又绝笔之微意也，於乎！越人当先秦战国时，与《内经》《灵枢》之出不远，必有得以口授面命，传闻晔晔者，故其见之明而言之详，不但如史家所载，长桑君之遇也。邵肌乃谓经之当难者，未必止此八十一条，噫！犹有望后人欤？

【点评】本难以肝肺虚实论治疗原则，滑注联系七十五难以证泻实补虚为不易法则，是治病最紧要之事，否则庸医杀人必矣。这里突出的是补虚泻实原则，而七十五难的子母补泻的复杂关系则一笔带过，宜略而不论也。